Musso Munyeme

Tuberculose zoonótica em populações definidas; um estudo epidemiológico

Musso Munyeme

Tuberculose zoonótica em populações definidas; um estudo epidemiológico

ScienciaScripts

Imprint

Cover image: www.ingimage.com

This book is a translation from the original published under ISBN 978-3-639-66629-8.

Publisher:
Sciencia Scripts
is a trademark of
Dodo Books Indian Ocean Ltd. and OmniScriptum S.R.L publishing group

120 High Road, East Finchley, London, N2 9ED, United Kingdom
Str. Armeneasca 28/1, office 1, Chisinau MD-2012, Republic of Moldova, Europe
Managing Directors: Ieva Konstantinova, Victoria Ursu
info@omniscriptum.com

Printed at: see last page
ISBN: 978-620-8-39616-9

Índice

RESUMO

Durante a década de 1990, registaram-se na Zâmbia surtos de doenças do gado sem precedentes, que provocaram um declínio abrupto do efetivo bovino nacional. Os proprietários de gado começaram a vender os seus animais aos matadouros das grandes cidades, devido à incerteza quanto ao estado da doença a nível nacional. Durante esta época, era comum ver manadas de gado a serem transportadas a pé para cidades onde a inspeção da carne revelava proporções invulgarmente elevadas de tuberculose em animais da bacia de Kafue. Esta tese foi formulada com o objetivo principal de descrever a epidemiologia das infecções por *Mycobacterium bovis* na Zâmbia, com especial ênfase nas áreas de interface gado/animal selvagem. Para atingir este objetivo, foram concebidos estudos transversais com informações de base sobre os conhecimentos dos proprietários de gado relativamente à tuberculose bovina (BTB), que constituíram a avaliação de base para o estudo. Foram identificados os factores de risco da ocorrência de BTB, com informações importantes sobre os factores de interação na interface gado/vida selvagem.

A partir deste estudo, é evidente que a BTB está presente tanto no gado como nos antílopes Kafue lechwe *(Kobus leche Kafuensis)* na bacia de Kafue. O aumento do tamanho dos rebanhos e as estratégias de pastoreio na bacia do Kafue foram identificados como os principais factores de risco da ocorrência da doença. O antílope lechwe de Kafue foi identificado como um possível reservatório de BTB na fauna selvagem. Verificou-se que as áreas fora da bacia do Kafue apresentavam taxas de prevalência relativamente mais baixas de BTB, não tendo sido detectada qualquer prova de BTB no antílope lechwe preto (*Kobus leche smithemani*) numa área sem interface pecuária/animal selvagem, o que indica que o gado é fundamental para a introdução inicial da doença nas populações de animais selvagens. O isolamento e a caraterização do *Mycobacterium bovis* revelaram um elevado grau de homogeneidade das estirpes na bacia do Kafue, que se enquadram num agrupamento principal. Os resultados deste estudo forneceram informações epidemiológicas úteis sobre a BTB na Zâmbia. Forneceram uma plataforma sólida para futuras medidas estratégicas de controlo de infecções micobacterianas em áreas com uma interface gado/animal selvagem e naquelas sem essa interface. Outros aspectos específicos fundamentais para o controlo da BTB para a elaboração de políticas foram delineados neste estudo e são aqui discutidos.

ABREVIATURAS E ACRÓNIMOS

AD	Sterilized Distilled Water
AFB	Acid Fast Bacilli
bp	Base pair
CDL	Chest Disease Laboratories
CI	Confidence Interval
CPRs	Common Pool Resources
df	Degrees of freedom
DNA	Deoxyribonucleic Acid
DOTS	Directly Observed Treatment Short Course
DR	Direct Repeat region
GMAs	Game Management Areas
HH	Household
IFH	Interface Herds
L-J	Lowenstein Jensen media
MDR-TB	Multi-drug resistant tuberculosis
ml	milliliter
mm	millimeter
MTC	*Mycobacterium tuberculosis* complex
MOTT	*Mycobacterium* other than tuberculosis
N	Reference population
n	Study population (sample size)
NaOH	Sodium Hydroxide
NTM	Non tuberculous mycobacterium
OIE	World Organization for Animal Health
OR	Odds ratio
PCR	Polymerase chain reaction
PPD	Purified protein derivative
ppm	Parts per million
RFLP	Restriction fragment length polymorphism
ROC	Receiver operating Characteristic curve
RR	Risk ratio
SDS	Sodium dodecyl sulphate

Spp.	Species
SS+	sputum-smear positive
Taq	*Thermus aquaticus*-bacterium
TB	Tuberculosis
TH	Transhumance Herds
μl	microliter
UPMGA	Unweighted pair group algorithm with arithmetic averages
VRH	Village Resident Herds
WHO	World Health organization
z	Confidence level
ZAWA	Zambia Wildlife Authority
ZN	Ziehl-Nielseen Stain

CAPÍTULO 1 INTRODUÇÃO

1.1. INTRODUÇÃO GERAL

A tuberculose (TB) foi declarada uma emergência global pela Organização Mundial de Saúde (OMS) e, nas últimas duas décadas, reemergiu com um impacto devastador na saúde pública mundial (OMS, 2008). O cenário epidemiológico da TB é agravado pela sua distribuição mundial, com uma tendência crescente para a apresentação de estirpes novas e altamente resistentes aos antibióticos (Zarocostas, 2008). Com cerca de 1,86 mil milhões de pessoas infectadas a nível mundial, a TB está implicada como a maior causa de morte devida a um único agente patogénico, perdendo apenas para o vírus da imunodeficiência humana (VIH) (OMS, 2008).

As tendências epidemiológicas emergentes da epidemia de TB têm sido ainda mais complicadas pela sua aliança fatal com o VIH e a Síndrome da Imunodeficiência Adquirida (SIDA) (Sonnenberg et al., 2001). Esta aliança tem sido implicada no aumento da incidência de infecções zoonóticas da tuberculose, bem como no aumento do isolamento de micobactérias não tuberculosas (NTM) em seres humanos (Campos et al., 2003; Agarwal et al., 2009; Hsiao et al., 2010). A emergência de estirpes novas e resistentes aos medicamentos que causam tuberculose resistente aos medicamentos (DR-TB), evoluindo para tuberculose multirresistente (MDR-TB), tuberculose extensivamente resistente aos medicamentos (XDR-TB), tuberculose extremamente resistente aos medicamentos (XXDR-TB) e, finalmente, tuberculose totalmente resistente aos medicamentos (TDR-TB) é evidente em muitas partes do mundo (Grange, 1990; Campos et al., 2003; OMS, 2008). Este cenário representa um grande desafio para o sector da saúde pública mundial.

Atualmente, as infecções micobacterianas que causam doenças em seres humanos e/ou animais são classificadas num grupo conhecido como complexo *Mycobacterium tuberculosis* (MTC) (Brosch et al., 2002; Huard et al., 2006). Embora *o Mycobacterium tuberculosis* seja a causa mais comum da tuberculose humana, também conhecida como tuberculose clássica, uma proporção desconhecida de casos deve-se ao *M. bovis* (Acha e Szyfres, 1987; Cosivi et al., 1998). No entanto, a infeção por qualquer tipo destas espécies de *Mycobacterium* é referida como micobacteriose, embora este termo seja normalmente aplicado a micobactérias que não as micobactérias tuberculosas (MOTT).

A tuberculose zoonótica, devida à tuberculose bovina (BTB), causada pelo *M. bovis,* um membro do MTC (Brosch et al., 2002; Huard et al., 2006), demonstrou ter uma gama muito alargada de hospedeiros mamíferos (Moda et al., 1996; Cosivi et al., 1998; Gortazar et al., 2005). O peso *da* infeção por M. *bovis* nos seres humanos ainda é desconhecido e a doença é clinicamente indistinguível da causada por *M. tuberculosis* (Cook et al., 1996; Cosivi et al., 1998). A incidência relativamente baixa de desenvolvimento de tuberculose pulmonar aberta (infecciosa) devida ao *M.*

bovis no homem deve-se quase certamente a factores imunológicos que podem ser anulados no VIH/SIDA (Daborn e Grange, 1993). Isto deve ser motivo de preocupação dado o impacto da pandemia de VIH/SIDA em países pobres em recursos como a Zâmbia. Dada a falta de serviços de diagnóstico na maioria das zonas rurais onde a prevalência da BTB é elevada nas populações bovinas, os possíveis casos de BTB podem não ser detectados (Cook et al., 1996). Uma vez que *o M. bovis* é naturalmente resistente a um medicamento antituberculose de primeira linha (pirazinamida), é motivo de preocupação, sobretudo em zonas com elevada prevalência de VIH/SIDA.

Devido à constante evolução dos agentes patogénicos, devem ser desenvolvidas novas tecnologias de diagnóstico, tratamento e controlo eficaz das doenças. No entanto, isto só será possível se os factores epidemiológicos da propagação e distribuição da doença (tanto temporal como espacial), a manutenção, etc., forem totalmente abordados e compreendidos. Por conseguinte, esta tese aborda os factores epidemiológicos determinantes da tuberculose zoonótica na Zâmbia, na zona da interface pecuária/animal selvagem, e extrai informações epidemiológicas comparativas vitais de zonas exteriores à interface pecuária/animal selvagem, mas próximas desta, e de zonas sem interface pecuária/animal selvagem.

1.1.1. Definição da interface gado/vida selvagem e das vias de risco de BTB

Por definição, e olhando especificamente para uma perspetiva africana, uma área de interface pecuária/fauna bravia pode ser definida como uma área onde os elementos de interação por saúde, ecologia e recursos comuns de CPRs (i.e. água, pasto e outros recursos terrestres) são partilhados por comunidades de grandes mamíferos entre humanos, animais domésticos e selvagens. Como resultado desta partilha de CPRs, o gado e a vida selvagem podem entrar em contacto próximo nos pontos de abeberamento e em áreas com recursos forrageiros essenciais (Bengis et al., 2002). Quando o contacto é elevado, aumenta a possibilidade de transmissão de infecções transmitidas por aerossóis. Além disso, pode ocorrer contaminação das pastagens através de fezes, urina, saliva, descargas oculares, nasais e amnióticas. Esta partilha estreita e a sobreposição da utilização de RCP, reforçadas pela dinâmica de interação entre o gado e a fauna selvagem, constituem a zona de interface pecuária/fauna selvagem.

Com base na interação animal inter-espécies (gado/animal selvagem) que ocorre na área de interface, foram apresentadas hipóteses sobre as possíveis vias de transmissão da BTB. Postula-se que existem dois tipos principais de vias de exposição no ecossistema da bacia do Kafue: nomeadamente as vias de exposição de alto e baixo risco (Figura 1). Estas vias de exposição postuladas são muito importantes quando se considera a implementação de medidas de controlo da BTB na bacia do Kafue. Apesar da existência de outras espécies de animais selvagens na bacia de Kafue, apenas os antílopes lechwe de Kafue sugerem ser hospedeiros de manutenção de animais selvagens da BTB (Munyeme et al., 2008; Munyeme et al., 2009a; Munyeme et al., 2010).

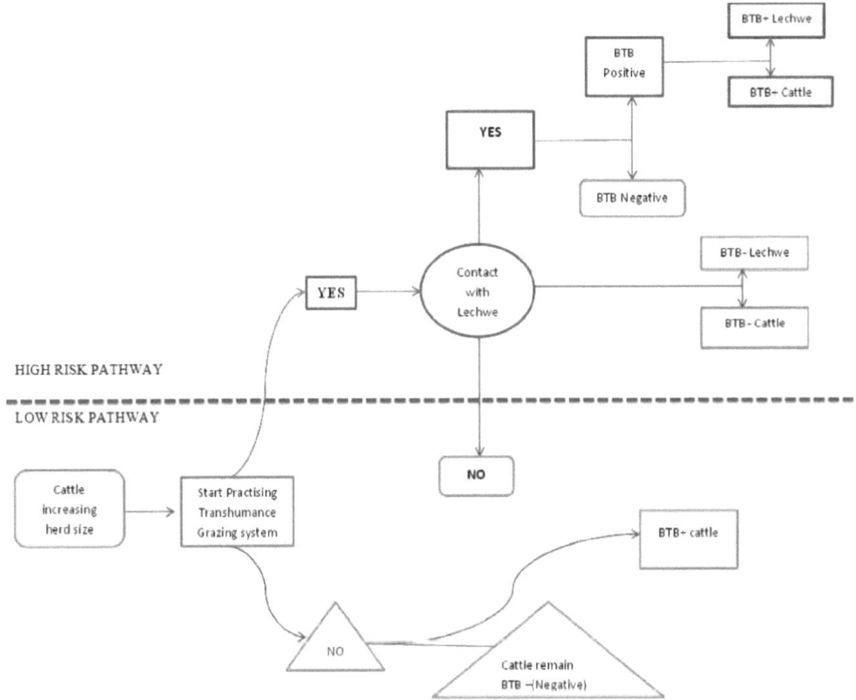

Figura 1. Vias de risco para a transmissão da BTB na interface gado/animal selvagem da bacia do Kafue (adaptado do inquérito por questionário)

1.2. PANORÂMICA ESPACIAL E GEOGRÁFICA DA ZÂMBIA

1.2.1. Panorama espacial e zonas agro-ecológicas

A Zâmbia é um país sem litoral na sub-região da África Austral, situado entre as longitudes 22°E e 34°E e as latitudes 8°S e 18°S. Centralmente, situa-se no planalto da África Central Austral, localizado a 15 °S do equador e a 30 °E do Meridiano de Greenwich (Figura 2).

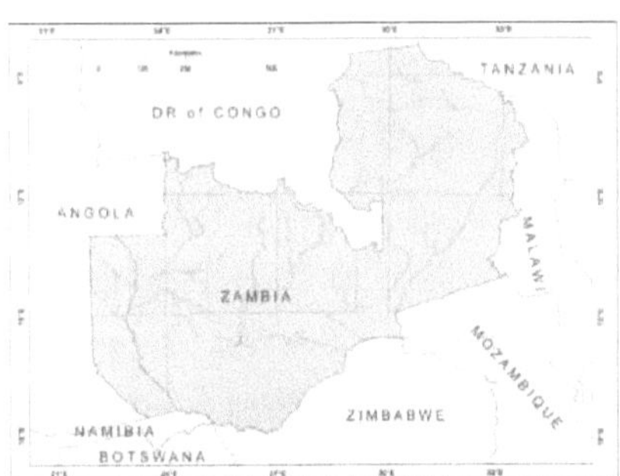

Figura 2. Um mapa geral espacial da Zâmbia em relação aos países vizinhos (Fonte: Ministério do Desenvolvimento da Pecuária e das Pescas, 2011)

A maior parte do país estende-se por um planalto elevado entre 1.000 e 1.600 metros acima do nível do mar, com algumas montanhas no nordeste que se inclinam gradualmente para sudoeste. Abrange uma área total de 752 617 quilómetros quadrados (km^2), dos quais 92 000 km^2 estão cobertos por massas de água, tais como lagos, pântanos e rios, deixando uma área terrestre total de 660 610 km^2. Faz fronteira com oito outros países: A Namíbia e Angola a oeste, a República Democrática do Congo e a República Unida da Tanzânia a norte, o Malawi a leste e Moçambique, o Zimbabué e o Botsuana a sul (Figura 2).

O clima tropical do país é caracterizado por três estações: a estação quente e seca, de agosto a outubro; a estação das chuvas, de novembro a abril, em que as temperaturas variam entre 27 e 38°C; a estação fria e seca, de maio a agosto, em que as temperaturas variam entre 16 e 27°C. A precipitação média anual varia entre 800 mm na parte sul do país e 1600 mm no norte.

A vegetação geral é maioritariamente constituída por bosques de savana, Miombo, acácias e bosques de Mopane intercalados com prados de savana de veld seco na maior parte do país. No entanto, certas partes, como as das províncias do Oeste, do Sul, do Centro e de Luapula, têm vastas planícies de inundação com um sistema abundante de vegetação ripícola que tem sido utilizado principalmente pelas comunidades pastoris e pela vida selvagem.

A Zâmbia está dividida em três grandes zonas agro-ecológicas com base nos padrões anuais de precipitação (Figura 3).

A Zona 1 é uma área de baixa pluviosidade na parte sul das Províncias do Sul e do Oeste. Faz fronteira principalmente com o Zimbabué e é uma das regiões mais quentes e áridas da Zâmbia. Esta zona constitui cerca de 12% da superfície terrestre da Zâmbia. Recebe uma precipitação média anual de 700 mm ou menos.

A Zona 2 (2a e 2b) é uma faixa de precipitação média que se estende de leste a oeste pelo centro do país, no planalto das províncias Central, de Lusaca, do Sul e do Leste. É uma zona com solos relativamente bons e recebe anualmente mais precipitação do que a Zona 1, entre 800 e 1000 mm. É nesta zona que as famílias de agricultores tentam coexistir com a vida selvagem e onde se pratica a produção extensiva de gado. Esta zona constitui cerca de 42% da área terrestre da Zâmbia (Figura 3).

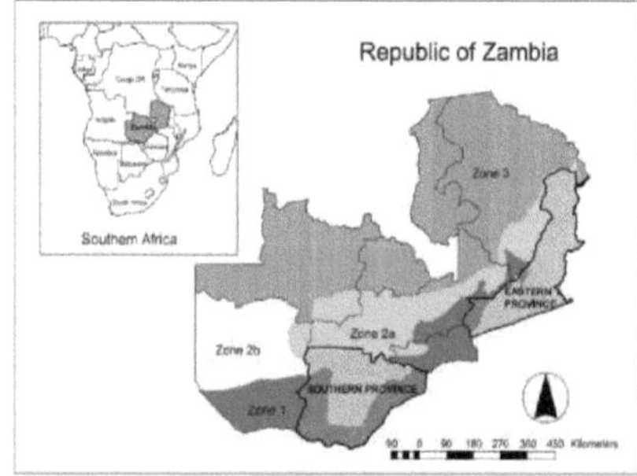

Figura 3. Zonas agro-ecológicas 1, 2 (2a & 2b) e 3 da Zâmbia (Fonte, Ministério da Agricultura e Cooperativas, 2010)

A Zona 3 é uma área de precipitação elevada no norte do país, nas províncias de Copper belt, Luapula, Northern e North-western. Esta zona constitui cerca de 46% da área terrestre da Zâmbia e a precipitação anual varia entre 1000 mm e 1600 mm.

1.2.2. Parâmetros demográficos humanos e indicadores de saúde

A população da Zâmbia está atualmente estimada em 13 milhões de habitantes (CSO, 2010). O crescimento anual da população foi, em média, de 2,4% entre 1990 e 2000, mas atualmente diminuiu para 1,3% por ano devido ao impacto do VIH/SIDA. Isto foi atribuído a elevadas taxas de mortalidade infantil e a outros factores de saúde relacionados, incluindo níveis nutricionais reduzidos (CSO, 2010). Em termos de distribuição da população, 42% da população é urbana, enquanto 58% é rural. A densidade populacional varia consoante a província, com uma média de 12,2 pessoas por quilómetro quadrado. A população do país é caracterizada por uma extrema juventude, com 50% com menos de 15 anos de idade (CSO, 2010). Esta tendência tem afetado a produção agrícola, que depende principalmente do grupo etário mais produtivo, que neste caso representa uma pequena proporção. A produção agrícola é essencialmente assegurada pelo sector tradicional que depende fortemente do gado para a força de tração.

1.2.3. Estatuto socioeconómico

Globalmente, a economia da Zâmbia tem continuado a registar um declínio desde a década de 1980. Esta situação conduziu a um agravamento dos níveis de pobreza. Os pequenos agricultores, que representam mais de 80% dos criadores de gado, são particularmente vulneráveis. De acordo com os registos do Serviço Central de Estatística do estudo de avaliação da pobreza de 1991, o nível global de pobreza na Zâmbia era de 70%. Contudo, em 1998, este nível tinha aumentado para 73% e para 80% entre 2006 e 2009 (CSO, 2010). Esta percentagem reflecte uma situação muito grave mesmo em termos mundiais. A Zâmbia encontra-se entre os países com a segunda maior percentagem da população a viver abaixo do equivalente a 1 dólar por dia e a maior percentagem da população a viver abaixo de 2 dólares por dia (CSO, 2010). As pessoas que vivem com menos de 1 dólar por dia são classificadas como vivendo em situação de pobreza extrema.

1.2.4. Sistemas de produção animal

Os sistemas de produção animal na Zâmbia caracterizam-se por dois grandes sectores: o sector tradicional e o sector comercial. Atualmente, o efetivo pecuário da Zâmbia está estimado em 3 milhões de bovinos, 1 milhão de caprinos, 90 mil ovinos, 4 milhões de aves poedeiras e 16 milhões de frangos de carne. O sector do gado tradicional representa até 80% do total do efetivo bovino nacional. Caracteriza-se por um baixo nível geral baseado na partilha de recursos comuns (CPRs), em que os animais vivem em populações abertas e misturam-se livremente com outros animais, mesmo com animais selvagens. Os animais no sector tradicional são caracterizados por taxas de crescimento lentas (5 a 8 anos), apenas para atingir o peso de mercado, em comparação com 2 anos no sector comercial.

O sector da produção animal comercial divide-se em produção de carne de bovino e produção de leite. A produção comercial de carne de bovino baseia-se em raças exóticas tropicais, como a Boran e a Brahman, e em raças europeias, como a Hereford, a Sussex, a South Devon, a Charolaise e a Simmental. As raças Holstein Friesian, Jersey e os seus cruzamentos constituem as raças leiteiras. No entanto, para efeitos da presente tese, apenas foi considerado o sector da pecuária tradicional.

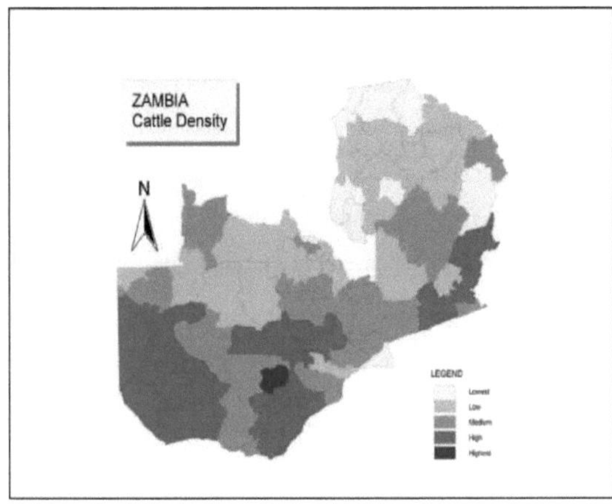

Figura 4. Mapa de distribuição do gado. Nota: O Distrito de Namwala tem a maior densidade de gado (Fonte: Ministério do Desenvolvimento da Pecuária e Pescas, 2011)

Originalmente, as áreas tradicionais de criação de gado da Zâmbia estavam largamente confinadas às Províncias do Sul, Oeste, Leste e Central, dentro da zona agro-ecológica 2 (Figura 3). A distribuição das raças bovinas autóctones da Zâmbia foi largamente influenciada pela interação do clima, das doenças e da vegetação (Figura 4). Dos cerca de 3 milhões de bovinos criados em regime de pastoreio comunitário, 43%, 23%, 12% e 11% encontram-se nas províncias do Sul, Oeste, Leste e Centro, respetivamente. No sector tradicional, o gado é maioritariamente de raças autóctones, nomeadamente, Angoni, Barotse e Tonga e os seus cruzamentos com raças tropicais (gado Baila) ou raças exóticas europeias. O Angoni é um gado zebu com chifres curtos que se encontra na Zâmbia, no Malawi e em Moçambique. O Angoni é maior do que os outros três tipos. Na Zâmbia, o Angoni era originalmente criado pelo povo Ngoni nas áreas em redor de Lundazi e Chipata, na Província Oriental. O gado Barotse está bem adaptado às planícies aluviais dos rios Zambeze e Kafue. O Barotse puro é um animal de grande porte, com ossos pesados e grandes chifres em forma de lira, que podem medir 2,5 m de ponta a ponta. O Tonga é um Sanga de chifres curtos, que se encontra maioritariamente na região sul da Zâmbia, entre os rios Kafue e Zambeze. Tal como o Barotse, o Tonga é um animal polivalente e é uma raça polivalente bem adaptada. O gado Baila, que se encontra nas áreas em redor das planícies aluviais de Kafue, é considerado uma variedade do gado Barotse e Tonga.

1.2.5. A interface gado/vida selvagem na bacia do Kafue

A bacia do Kafue é um habitat aberto, um sistema de pastagens planas onde grandes manadas de gado são deixadas a pastar livremente durante meses em áreas também pastadas por antílopes lechwe (Figura 5).

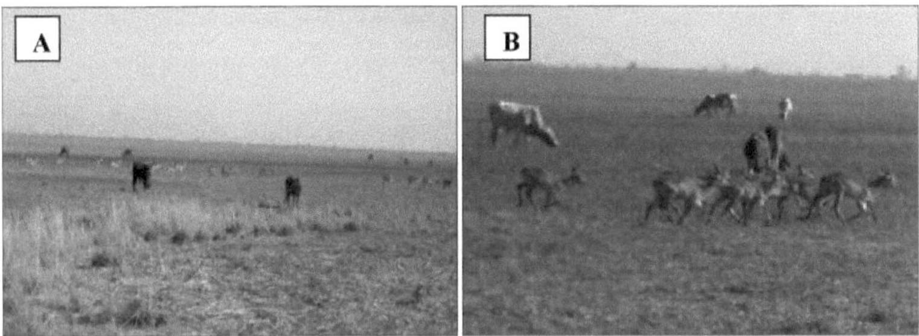

Figura 5. A interface gado/vida selvagem: gado e lechwe a pastar juntos. A: A GMA oriental de Lochinvar. B: A GMA ocidental de Lochinvar com o campo de pesca de Likeng'a ao fundo com cabanas de palha.

Devido ao facto de ser um habitat aberto, o gado deixado a pastar nestas planícies tem sido visto a aproximar-se e a misturar-se facilmente com antílopes lechwe enquanto pastam (Figura 5).

Observou-se que o contacto próximo depende, em parte, de vários factores, tais como factores ambientais (secas, cheias), ou fisiológicos durante o lekking (época de acasalamento), ou formação de manadas de solteiros. Devido a estes vários factores, o contacto direto entre antílopes lechwe e gado torna-se comum e a possibilidade de transmissão por aerossol é provavelmente elevada. A área de pastagem do lechwe de Kafue e do gado bovino sobrepõe-se extensivamente, com o nível de interação a aumentar durante a estação seca, quando grandes grupos de gado migram para as zonas de pastagem do lechwe, com reduções adicionais dos pontos de água, associadas a poucas pastagens em boas condições (Figura 5) (Mwima, 1995).

Foi sugerido que, em resultado da constante interação entre o gado e a vida selvagem na bacia de Kafue, a tuberculose pode ter sido introduzida do gado para os antílopes lechwe, com possíveis efeitos de alastramento que podem ter introduzido a doença noutros animais selvagens, como o Eland *(Taurotragus oryx)* e o Kudu *(Tragelaphus strepsiceros)*, bem como no gado não infetado (Gallagher et al., 1972; Pandey, 1998; Munyeme et al., 2008; Munyeme et al., 2010). Mais tarde, os antílopes lechwe podem ter permanecido como o reservatório não tratável da BTB (Munyeme et al., 2008). Além disso, a coexistência de antílopes lechwe de Kafue com gado na bacia de Kafue e a sua partilha de doenças indica uma interação estreita entre estas espécies de animais, estabelecendo a bacia de Kafue como uma verdadeira área de interface gado/vida selvagem (Bengis et al., 2002). No entanto, observou-se que a BTB é agora endémica no gado e nos antílopes lechwe e que ambas as espécies se tornaram subsequentemente disseminadores eficazes (Macadam et al., 1974; Stafford, 1991).

1.3. TUBERCULOSE

1.3.1. A etiologia

A tuberculose é causada por bactérias pertencentes a membros do grupo do complexo *Mycobacterium tuberculosis* (MTC) (Brosch et al., 2002). Este é um grupo de bactérias de crescimento lento que inclui os clássicos *M. tuberculosis, M. bovis, M. microti*, M. *africanum*, *M. caprae, M. canettii* e *M. pinnipedii.* Este grupo contém um único género (*Mycobacterium*); classificado no reino Bacteria, filo Actnobcateria, ordem Actinomycetales, família Mycobactericea. *Mycobacterium* é um género de bactérias Gram-positivas não esporuladas e não móveis. Geralmente, são bastonetes rectos ou curvos, embora possam ocorrer formas coccobacilares, filamentosas e ramificadas (Radostits et al., 1994). Distinguem-se pelas grandes quantidades de lípidos presentes nas suas paredes celulares, principalmente sob a forma de ácidos gordos ramificados e de cadeia longa, os ácidos micólicos. Consequentemente, formam colónias hidrofóbicas em meios sólidos e são difíceis de corar com corantes convencionais, como o de Gram. No entanto, uma vez coradas, são resistentes à descoloração por álcool-ácido, que é a base do método de Ziehl-Neelsen, e à sua propriedade de identificação de resistência ao ácido (Romero et al., 1999).

O isolamento de bactérias e as técnicas de caraterização baseadas na determinação das sequências de ácidos nucleicos dos genes e genomas identificaram e caracterizaram aproximadamente 200 espécies de micobactérias (Diguimbaye-Djaibe et al., 2006). *O M. tuberculosis* e *o M. bovis* estão tão intimamente relacionados que alguns autores os consideram como estirpes de mamíferos e são diferenciados com base na cultura, nas caraterísticas bioquímicas e moleculares e não na apresentação clínica da doença. *O M. bovis* causa tuberculose principalmente em bovinos, mas também afecta outras espécies, incluindo o homem (Collins et al., 1994). *O M. tuberculosis*, por outro lado, causa doença nos seres humanos, mas também se demonstrou que pode ser transmitido aos bovinos (Grange e Collins, 1987). A infeção dos seres humanos por qualquer uma das estirpes não pode ser diferenciada clinicamente, mas apenas por técnicas de isolamento e tipagem.

1.3.2. Antecedentes evolutivos e caraterísticas gerais da tuberculose

As origens da micobactéria, apesar de causarem doenças antigas, têm sido objeto de grande debate (Cole et al., 1998; Brosch et al., 2002; Huard et al., 2006). No entanto, foi demonstrado que o genoma do *M. bovis* é mais pequeno do que o *do* M. *tuberculosis* e que *o M. bovis* sofreu numerosas deleções em comparação com o *M. tuberculosis* (Brosch et al., 2002). Foi demonstrado que as primeiras seis estirpes ancestrais *de M. tuberculosis* que se assemelham ao último antepassado comum antes da separação do *M. tuberculosis* e do *M. africanum* são todas patogénicas para o homem, sendo *o M. bovis* o membro final de uma linhagem separada que se ramificou a partir do progenitor dos isolados *de M. tuberculosis* (Brosch et al., 2002).

Embora os membros da MTC sejam responsáveis pela maioria das infecções por micobactérias em todo o mundo, as MNT, um grupo de micobactérias atípicas ou micobactérias que não a tuberculose

(MOTT), adquiriram importância para a saúde pública (Brosch et al., 2002; Huard et al., 2006). As MNT incluem tanto as micobactérias de crescimento lento (MCL), cuja formação de colónias requer pelo menos sete dias, como as micobactérias de crescimento rápido (MCR), que formam colónias em menos de sete dias.

1.3.3. Transmissão e infeção

A inalação de aerossóis com micobactérias foi descrita como a via mais comum de infeção tanto em seres humanos como em bovinos e estima-se que seja responsável por cerca de 80 a 90% das infecções (Qureshi et al., 2000; Zellweger, 2008; Sunder et al., 2009). Quando a transmissão ocorre por ingestão, a fonte de infeção é geralmente o leite, os alimentos e a água contaminados por bactérias através de descargas e fezes (Radostits et al., 1994; OMS, 2008).

A infeção humana *por M. bovis* é geralmente de origem bovina, mas sabe-se que outros animais também estão infectados com *M. bovis*, representando uma fonte potencial de infeção humana (Cook et al., 1996). As populações humanas são mais susceptíveis de desenvolver a doença quando *o M. bovis* ou *o M. tuberculosis* são transmitidos por inalação do que por ingestão (Acha e Szyfres, 1987; Cook et al., 1996). Em última análise, a transmissão por via aérea através da inalação de aerossóis contaminados contendo os bacilos é a via predominante de infeção, sendo a via alimentar responsável pela infeção através da ingestão dos bacilos nas fezes, urina, descargas genitais, leite de glândulas mamárias infectadas ou alimentos ou água contaminados (Qureshi et al., 2000; Zellweger, 2008; Sunder et al., 2009).

1.3.4. Patogénese

Quando contraídas através da via respiratória, as bactérias ganham acesso aos alvéolos onde são engolidas por macrófagos alveolares, que estão equipados com múltiplos mecanismos microbicidas, incluindo a fusão de fagolisossomas e uma explosão respiratória, para livrar o hospedeiro dos microrganismos infectantes (Bovornkitti et al., 1990). A via alimentar permite que as bactérias se depositem ao longo do seu trato, como nas membranas mucosas da faringe ou do intestino. Em animais previamente não expostos, a multiplicação local ocorre quando os macrófagos locais no local da infeção ingerem os organismos (Radostits et al., 1994). Para estabelecer uma infeção bem sucedida, as bactérias têm de sobreviver ao seu encontro com estes macrófagos e, em última análise, ganhar acesso à corrente linfática ou sanguínea (Thoen e Himes, 1986). A disseminação heamatogénica pode produzir tuberculose miliar, que é a formação multifocal de tubérculos num órgão ou mesmo num organismo (Thoen e Himes, 1986).

Nos gânglios linfáticos, a proliferação e as respostas inflamatórias continuam. Após a primeira semana, as reacções imunitárias mediadas por células começam a modificar a resposta do hospedeiro de uma reação essencialmente de corpo estranho para uma reação caraterística de granulomas infecciosos. A sua eficácia neste processo depende da adequação da resposta imunitária do hospedeiro e da virulência da bactéria (Griffin e Buchan, 1994; Dannenberg, 2001).

Os componentes lipídicos das bactérias estão implicados na patogénese (Morrison et al., 2000). Os micosídeos, fosfo e sulfolípidos aparentemente protegem os bacilos da tuberculose contra a fagocitose e a destruição (Morrison et al., 2000). Outros lípidos induzem a produção de granulomas e as proteínas tuberculosas estimulam respostas alérgicas mediadas por células, o que constitui um fator central da tuberculose (Neill et al., 1994). Células epitelióides e gigantes aparecem entre os macrófagos e estes parecem não ser fagócitos eficazes. No centro da lesão, desenvolve-se necrose caseosa, que pode evoluir para calcificação ou liquefação. Na periferia da lesão encontram-se macrófagos inalterados misturados com linfócitos (Neill et al., 1994; Almeida et al., 2009). Aparecem os fibrócitos e uma camada fibrosa acaba por encapsular a lesão, que é designada por tubérculo (Almeida et al., 2009). Os tubérculos podem aumentar, coalescer e eventualmente ocupar porções consideráveis de órgãos. Com a posterior deposição das células fibróticas, forma-se um granuloma. Estes granulomas são constituídos maioritariamente por material caseoso (Figura 6). Os sinais clínicos dependem então do tipo de órgão(s) afetado(s) por estas lesões necróticas. Com a progressão, desenvolve-se uma tuberculose generalizada, que se manifesta por fraqueza, emaciação e eventual morte (Almeida et al., 2009; Corner et al., 2010).

Esta patogénese é típica da tuberculose humana e bovina causada por bacilos da tuberculose de mamíferos, ou seja, *M. tuberculosis e* M. *bovis*. A tuberculose tem um carácter crónico e as lesões são denominadas produtivas ou proliferativas. Ocasionalmente, ocorre um processo exsudativo agudo, marcado por respostas imunitárias predominantemente neutrofílicas e efusão de fluidos (Lugton et al., 1998; Cooke et al., 1999; Almeida et al., 2009; Corner et al., 2010). Pensa-se que esta situação é favorecida por factores como: uma grande dose infetante, administrada de forma focal, elevada virulência da estirpe infetante, predisposição constitucional do hospedeiro, arquitetura frouxa dos tecidos e um elevado grau de alergia à tuberculose (Lugton et al., 1998; Cooke et al., 1999; Almeida et al., 2009; Corner et al., 2010). Um desses processos agudos é a pneumonia tuberculosa, que pode causar necrose extensa e pode ser rapidamente fatal ("consumo galopante") ou pode resolver-se quase completamente, ou mesmo evoluir para o padrão crónico (Morrison et al., 2000).

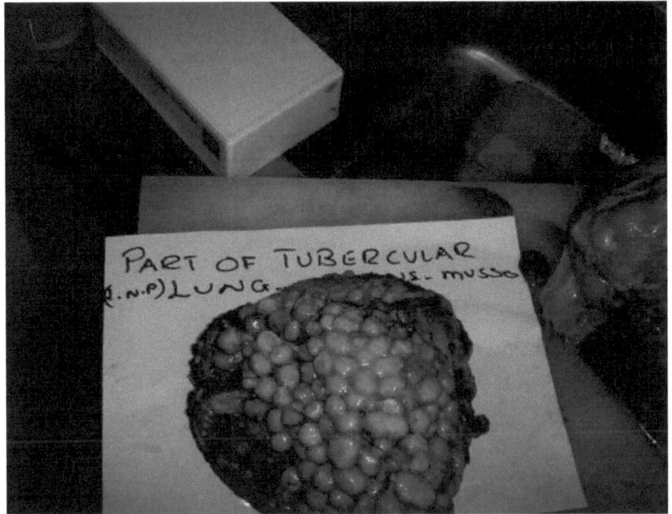

Figura 6. Pulmão granulomatoso caseoso grave de um antílope lechwe doente

1.3.5. A tuberculose humana em Zâmbia

A tuberculose continua a ser uma grande ameaça para a saúde na Zâmbia e está classificada entre as 10 principais causas de mortalidade (OMS, 2008). A taxa de notificação de casos positivos de baciloscopia de expetoração (SS+) na Zâmbia é de 193 casos por 100.000 pessoas, mais do triplo da média global de 61 casos por 100.000 pessoas (OMS, 2008). A Zâmbia tem também a 10th taxa de incidência mais elevada do mundo. A deteção de casos de TB SS+ por tratamento curto diretamente observado (DOTS) foi de apenas 58% em 2007, ainda abaixo do objetivo da OMS de 70% (OMS, 2008). Infelizmente, a taxa de co-infeção TB-HIV também é elevada na Zâmbia, e o VIH é um dos principais contribuintes para o aumento do número de casos de TB (CSO, 2010). O Plano Estratégico Nacional para a TB da Zâmbia para 2006-2010 identificou o tratamento da TB como um objetivo específico para a redução do impacto socioeconómico do VIH/SIDA no país. Setenta por cento de todos os novos doentes com TB na Zâmbia estão co-infectados com o VIH, e o país tem a sétima taxa mais elevada de prevalência de co-infeção do mundo.

A taxa de prevalência do VIH, estimada em 14% na população adulta, dificultou o tratamento da TB e sobrecarregou os já limitados recursos financeiros e humanos. Até à data, a TB multirresistente (MDR) parece ser um problema menor na Zâmbia, uma vez que se registaram menos de 600 novos casos de TB MDR entre os casos SS+, embora destes, menos de 50 casos tenham sido confirmados até 2007 (OMS, 2008). Não existem relatos de TB extensivamente resistente aos medicamentos (XDR). No entanto, o aumento da TB-MDR e da TB-XDR na região da África Subsariana pode ser favorecido pela falta de adesão ao tratamento por parte de 3% dos doentes com TB (OMS, 2008).

1.3.6. Tuberculose bovina na Zâmbia

Na Zâmbia, a BTB foi notificada em bovinos já em 1947, quando o Departamento Veterinário diagnosticou a doença em vacas de Nega-Nega, Kabwe e Mazabuka (Anónimo, 1957). O relatório anual veterinário de 1956 destacou uma série de áreas onde a doença foi diagnosticada: Abercorn (atualmente Mbala), Broken Hill (atualmente Kabwe), Mazabuka, Monze, Namwala e Kalomo (Anónimo, 1957). A compilação de dados dos matadouros feita pelo Departamento Veterinário no mesmo relatório indicava que 2% do gado abatido num matadouro em Lusaca apresentava lesões sugestivas de infecções tuberculosas; 1% num matadouro em Livingstone; 5% em Mazabuka e 17% dos animais abatidos em Namwala (Anónimo, 1957).

Estudos posteriores sobre a epidemiologia da BTB na Zâmbia indicaram que a doença não se encontra distribuída de forma homogénea, sendo as taxas de prevalência mais elevadas registadas na bacia de Kafue, onde existe uma grande sobreposição em termos de terras de pastagem para animais selvagens e domésticos (Cook et al., 1996; Pandey, 1998; Munyeme et al., 2009a). Além disso, os antílopes lechwe foram descritos como reservatórios selvagens de BTB na Zâmbia (Bengis et al., 2004; Munyeme et al., 2010).

1.3.6.1. *Epidemiologia da tuberculose bovina na bacia do Kafue*

1.3.6.1.1. Tuberculose bovina nos antílopes lechwe de Kafue *(Kobus leche-Kafuensis)*

A suspeita de ocorrência de doenças micobacterianas em antílopes lechwe de Kafue da bacia de Kafue tem sido consistentemente relatada desde 1969, quando o exercício de cultivo revelou que 14,0% dos antílopes lechwe tinham lesões compatíveis com tuberculose (Gallagher et al., 1972). A doença estava confinada apenas aos antílopes lechwe das espécies selvagens examinadas. Estas descobertas levaram o governo zambiano da altura a construir um matadouro especificamente para o rastreio de animais selvagens no Parque Nacional de Lochinvar. Em 1971, Gallagher e colaboradores tinham examinado 125 antílopes lechwe abatidos nesta instalação e registaram uma prevalência de 36% (45/125) (Gallagher et al., 1972). Em 1972, examinaram um total de 86 animais e registaram uma prevalência de 34% (29/86), tendo sido registada uma taxa de prevalência de 49% entre 1973 e 1974 (Gallagher et al., 1972).

Das outras espécies examinadas por Rottcher (Rottcher, 1978; Jeffery et al., 1991), a BTB só foi detectada num elande adulto que apresentava lesões generalizadas envolvendo os pulmões e os gânglios linfáticos pleurais e mediastínicos (Rottcher, 1978; Jeffery et al., 1991). Este foi um dos primeiros relatórios que indicava a possibilidade de um efeito de transbordamento também para outras espécies selvagens. Estudos mais recentes sobre lechwe efectuados por Pandey (Pandey, 1998) revelaram uma taxa de prevalência de 19% (n=177) no PN de Lochinvar, enquanto Munyeme e colaboradores (Munyeme et al., 2010) registaram uma prevalência de 24%.

1.3.6.1.2. Tuberculose bovina em bovinos

Na bacia do Kafue existem três tipos de práticas de criação de gado baseadas na estratégia de pastoreio e no tamanho do efetivo. Os rebanhos residentes nas aldeias (VRH) são pequenos rebanhos mantidos dentro dos limites das aldeias durante todo o ano. À medida que o tamanho dos rebanhos aumenta, a maioria dos proprietários de gado começa a levar os seus animais para as zonas húmidas, para as zonas de pastagem da fauna bravia, em busca de pasto e água durante os meses mais secos (maio a outubro), onde a terra de pastagem é abundante. Estas manadas regressam às aldeias durante a estação das chuvas (novembro a abril). Esta prática de levar os animais para as planícies aluviais nos meses secos é conhecida como transumância, e os rebanhos de gado que estão sujeitos a este tipo de estratégia de pastoreio são conhecidos como rebanhos transumantes (TH). No entanto, alguns rebanhos transumantes tornam-se muito grandes para serem suportados à volta das aldeias e passam a residir permanentemente nas zonas húmidas, mas sem regressarem às aldeias. Tais manadas são conhecidas como manadas de interface (IFH).

1.3.7. **Diagnóstico da tuberculose bovina**

Em países em desenvolvimento como a Zâmbia, o diagnóstico da tuberculose em bovinos e animais selvagens apresenta numerosos desafios e dificuldades. O diagnóstico da tuberculose, tanto em animais selvagens como domésticos, baseia-se no exame de necropsia. No entanto, este método não é fiável, uma vez que são frequentes os erros de diagnóstico. A adesão dos agricultores pode ser um obstáculo ao diagnóstico dos animais, especialmente na ausência de fundos para indemnizar os agricultores se for encontrado um animal reativo positivo numa manada. A situação é ainda agravada pela falta de instalações de diagnóstico. Além disso, não são atribuídos recursos para testes e controlo da tuberculose a nível nacional, uma vez que a BTB não é considerada uma doença de importância económica nacional.

1.3.7.1. *Métodos de diagnóstico no terreno*

1.3.7.1.1. Testes de hipersensibilidade retardada

Em bovinos vivos, é utilizada uma resposta imunológica de hipersensibilidade de tipo retardado para verificar a exposição prévia a micobactérias (Monaghan et al., 1994). Este teste é o método normalizado de deteção da tuberculose bovina recomendado pelo Gabinete Internacional de Epizootias (OIE, 2004). Envolve a medição da espessura da pele, a injeção intradérmica de tuberculina na área medida e a medição de qualquer inchaço subsequente no local da injeção 72 horas depois. O teste de hipersensibilidade retardada pode ser efectuado utilizando apenas a tuberculina bovina, conhecido como teste intradérmico único (SIT). A prova da tuberculina intradérmica comparativa (TTIC) é efectuada com tuberculina bovina e aviária. É utilizada principalmente para distinguir entre animais infectados com *M. bovis* e animais sensibilizados à tuberculina devido à exposição a outras micobactérias ou géneros relacionados. Implica a injeção simultânea de tuberculina bovina e aviária na região cervical, em locais separados por cerca de 12,5 cm. A decisão de utilizar o teste simples ou o teste comparativo depende geralmente da prevalência da infeção por tuberculose e do nível de exposição ambiental a outros organismos sensibilizadores. Devido à sua maior especificidade e padronização mais fácil, os produtos derivados de proteínas purificadas (PPD) substituíram as tuberculinas de meio sintético concentradas no calor. A técnica CIDT tem sido utilizada nos testes regulares e periódicos de bovinos e outros bovinos nos esquemas de teste e abate, bem como nos programas de vigilância da tuberculose animal (Monaghan et al., 1994; Ameni et al., 2007).

1.3.7.1.2. Necropsia

Na Zâmbia, a necropsia continua a ser o principal instrumento de rastreio e método de diagnóstico da tuberculose nos bovinos, aplicado durante os procedimentos de inspeção da carne. É também utilizada como meio de controlo e vigilância pela maioria dos distritos e municípios para avaliar o peso da tuberculose nos bovinos. Este método de diagnóstico foi amplamente utilizado na população de antílopes lechwe para avaliar a extensão da infeção por tuberculose no Parque Nacional de Lochinvar, entre 1969 e 1972, durante o qual foi construído um matadouro para o mesmo fim (Gallagher et al., 1972). Apesar da sua ampla utilização, o exame de necropsia pode ser subjetivo. As definições de caso positivo segundo este sistema são consideradas como qualquer lesão granulomatosa, caseosa, purulenta, necrótica, calcificada ou proliferativa num órgão corporal afetado (Aranaz et al., 2004). No entanto, nem todas essas lesões produzem um isolamento positivo de micobactérias. Assim, devem ser efectuados outros testes mais específicos e sensíveis.

1.3.7.2. *Análises laboratoriais*

1.3.7.2.1. Microscopia direta de esfregaço

Na Zâmbia, a microscopia direta do esfregaço é um instrumento primário muito importante e, em alguns casos, o único disponível para detetar a tuberculose pulmonar em pacientes humanos. Do mesmo modo, *o M. bovis* é demonstrável microscopicamente em esfregaços diretos de amostras clínicas, tais como tecidos. A solidez ácida do *M. bovis* é normalmente demonstrada com a coloração clássica de Ziehl-Neelsen, mas também pode ser utilizada uma coloração fluorescente de solidez ácida (coloração Auramine O). As técnicas de imunoperoxidase também podem dar resultados satisfatórios. O diagnóstico presuntivo de micobacteriose pode ser efectuado se o tecido apresentar lesões histológicas caraterísticas (necrose caseosa, mineralização, células epitelióides, células gigantes multinucleadas e macrófagos) (Zink e Nerlich, 2004). Uma vez que as lesões são frequentemente paucibacilares (com poucas bactérias bacilares discerníveis), a presença de organismos ácido-resistentes nas secções histológicas pode não ser detectada, embora *o M. bovis* possa ser isolado em cultura (OIE, 2004).

4.3.7.2.1. Cultura e caraterização bioquímica

A cultura é considerada a norma de ouro para a deteção de infecções micobacterianas (OIE, 2004). Contudo, nos casos em que é necessária uma ação rápida, este método torna-se proibitivo, uma vez que *o M. bovis* cresce lentamente, demorando entre 4 a 8 semanas a apresentar colónias discerníveis. Para além disso, *o M. bovis* é culturalmente muito semelhante ao *M. tuberculosis* e só pode ser distinguido um do outro através de uma série de testes bacteriológicos (Alito et al., 2003; OIE, 2004). *O M. bovis* apresenta resultados negativos nos testes de produção de niacina e de redução de nitratos. No teste da amidase, *o M. bovis* é positivo para a urease e negativo para a nicotinamidase e a pirazinamidase. Trata-se de uma bactéria microaerofílica e não cromogénica.

1.3.7.2.2. Ensaio de interferão-gama (IFN-γ)

O ensaio do interferão gama (IFN-γ) é um teste sanguíneo in vitro desenvolvido na Austrália no final da década de 1980 para o diagnóstico da tuberculose bovina. O ensaio do interferão-gama baseia-se na libertação de uma linfocina, o interferão-gama (IFN-γ), a partir de linfócitos sensibilizados durante um período de incubação de 16-24 horas com um antigénio específico (PPD-tuberculina) (Wood et al., 1990). O teste utiliza a comparação da produção de IFN-γ após estimulação com PPD aviário e bovino (OIE, 2004). A deteção do IFN-γ bovino é efectuada com um ensaio imunoenzimático (ELISA) em sanduíche que utiliza dois anticorpos monoclonais contra o interferão-gama bovino. O principal fator limitante para o IFN-γ, especialmente em países em desenvolvimento como a Zâmbia, é o facto de as amostras de sangue terem de ser transportadas para o laboratório e o ensaio ter de ser preparado o mais tardar no dia seguinte à colheita de sangue. Com a fraca acessibilidade rodoviária e a falta de logística, isto cria um fator limitador importante na utilização deste método. Outras limitações do IFN-γ são o facto de os resultados serem, em grande medida, influenciados pelas caraterísticas das populações de bovinos em que o teste é avaliado, os diferentes valores-limite adoptados para classificar os animais como positivos, o lote e a fonte de tuberculina PPD utilizada como antigénio do teste e o estado de infeção dos animais. Além disso, a utilização do teste IFN-γ coloca alguns desafios, alguns dos quais são exclusivos deste teste, enquanto outros são inerentes a qualquer ensaio in vitro de base laboratorial. No entanto, numa região onde a prevalência da tuberculose a nível animal é baixa, este teste resultaria no abate de um número inaceitavelmente elevado de bovinos não infectados, em resultado de falsos positivos (Monaghan et al., 1994). Além disso, este teste é relativamente dispendioso, o que coloca desafios logísticos, especialmente em países com poucos recursos, como a Zâmbia, e mais ainda, não detecta todos os animais infectados que reagem ao teste cutâneo, devido à sua baixa sensibilidade (Monaghan et al., 1994; Wiker et al., 1998). Por conseguinte, a aplicação mais benéfica do teste IFN-γ até à data (e num futuro previsível) é como teste auxiliar paralelo ao teste cutâneo da tuberculina (Wood et al., 1990; Zhang et al., 2010).

1.3.7.2.3. Ferramentas de base molecular para identificação e genotipagem de micobactérias

1.3.7.2.3.1. *Reação em cadeia da polimerase (PCR)*

A reação em cadeia da polimerase (PCR) é um método in vitro para produzir grandes quantidades de fragmentos específicos de ADN de comprimento definido a partir de pequenas quantidades de um modelo presente numa amostra. A PCR permite a produção de mil milhões de cópias de um fragmento de ADN a partir de uma única cópia em poucas horas. Isto permite a visualização do ADN específico quando separado por tamanho num gel num campo electrificado (eletroforese). Devido à sua elevada especificidade e reprodutibilidade, a PCR foi aceite como uma nova ferramenta de diagnóstico molecular. A PCR tira partido de uma enzima que utiliza um segmento definido numa cadeia de ADN como modelo para a montagem de uma cadeia complementar.

A mistura de reação de PCR contém tampões, nucleótidos (dATP, dCTP, dGTP e dTTP), iniciadores, *Taq* DNA polimerase e ADN alvo da amostra a analisar. A primeira etapa de desnaturação, que consiste em aquecer o tubo de PCR a 95-100°C durante 1 minuto, separa as cadeias complementares de ADN mantidas juntas no duplex por ligações de hidrogénio. Na segunda etapa, os iniciadores são recozidos ou ligados às cadeias de ADN dissociadas. Cada iniciador é complementar a uma das cadeias de ADN originais, quer do lado esquerdo (5') quer do lado direito (3') da sequência de interesse. Os iniciadores estão presentes num excesso molar tão grande que é mais provável que se liguem às cadeias dissociadas do que as cadeias se liguem umas às outras. Uma vez efectuado o recozimento, a *Taq* DNA polimerase incorpora novos nucleótidos, construindo uma cadeia de ADN complementar ao ADN alvo. O número de cadeias duplica essencialmente no final de cada ciclo e, após 30 ciclos, uma única cópia de ADN pode ser aumentada até um milhão de cópias. A visualização do ADN amplificado pode ser feita utilizando a eletroforese em gel e a coloração com brometo de etídio. A deteção de diferentes deleções no cromossoma micobacteriano por análise de PCR simples ou multiplex é utilizada para diferenciar os membros do MTC (Parsons et al., 2002).

1.3.7.2.3.2. Espoligeotipagem

Kamerbeek e co-autores desenvolveram um método de blotting de hibridação baseado em PCR denominado Spacer oligonucleotide typing (Spoligotyping) (Kamerbeek et al., 1997). Este método detecta polimorfismos genéticos restritos a um único locus de agrupamento genómico, a região ou agrupamento de repetição direta (DR) (Brudey et al., 2006). Neste locus, as DR são intercaladas por sequências espaçadoras de ADN únicas com 35 a 41 pares de bases (pb) de comprimento (Roring et al., 2002). A técnica desenvolveu-se consideravelmente e é marcada por um sistema de nomenclatura que permite a comparação entre isolados de diferentes laboratórios do mundo através de uma base de dados estabelecida pelo www. mbovis .org. A técnica tem uma enorme relevância epidemiológica (Muller et al., 2009; Berg et al., 2011). No entanto, a spoligotyping pode ser menos discriminatória quando comparada com a *IS6110-RFLP* se os isolados tiverem muitas cópias da *IS6110* (Kremer et al., 2005a; Kremer et al., 2005b). No entanto, o seu poder discriminatório pode ser melhorado quando combinado com outros métodos de tipagem (Filliol et al., 2000; Dong et al., 2007; Evans et al., 2007).

1.3.7.2.3.2. *Análise de repetições em tandem de número variável multi-lócus (MLVA)*

Para além da espoligotipagem, um outro resultado significativo da sequenciação do genoma completo é a identificação de minissatélites/loci ao longo do genoma da MTC, que estabeleceu um método referido como análise do número variável de repetições em tandem de locus múltiplos (MLVA) (Kremer et al., 2005b; Skuce et al., 2005; Dong et al., 2007). A MLVA, que se baseia em PCR/VNTR, é mais discriminatória do que a espoligotipagem, uma vez que realça as diferenças entre estirpes indicadas pela variação alélica nestes múltiplos loci, em comparação com a espoligotipagem que realça as diferenças entre espaçadores em apenas um locus - a região de repetição direta (Kamerbeek et al., 1997; Inagaki et al., 2009). Uma vez que os resultados das técnicas de MLVA são mais discriminatórios e têm sido utilizados no estudo da dinâmica de transmissão de doenças, emergiu assim como uma poderosa ferramenta epidemiológica molecular. Envolve a amplificação e a análise do tamanho do fragmento de regiões polimórficas do ADN que contêm números de sequências repetidas em tandem (Skuce et al., 2005).

1.3.7.2.3.3. *Polimorfismo de Comprimento de Fragmento de Restrição*

Numa determinada altura, o marcador genético mais utilizado para o estudo molecular do MTC era a sequência de inserção *IS6110* (Van Soolingen et al., 1994; van Embden et al., 2000). A tipagem por polimorfismo de comprimento de fragmentos de restrição (RFLP) *IS6110* é um dos métodos de tipagem molecular mais amplamente aplicados e normalizados para o *M. tuberculosis*. Baseia-se na deteção da sequência repetitiva *IS6110*, que pode ser encontrada na maioria dos isolados do complexo *M. tuberculosis* (Van Soolingen et al., 1994).

Para gerar padrões *IS6110* RFLP, é necessário um isolado do complexo *M. tuberculosis* bem cultivado. O ADN é extraído, purificado e digerido com a enzima de restrição PvuII (Van Soolingen et al., 1994). Esta enzima de restrição cliva o elemento *IS6110* num único local. Os fragmentos de restrição *PvuII* são separados durante a noite num gel de agarose e subsequentemente transferidos para uma membrana de ADN. Os fragmentos de restrição que contêm *IS6110* são visualizados adicionando à membrana de ADN uma sonda marcada com peroxidase com uma sequência de ADN complementar à parte direita da sequência *IS6110* num tampão de hibridação. Os aspectos mais críticos do procedimento RFLP, a enzima de restrição, a sonda e os marcadores, foram normalizados para facilitar a comparabilidade interlaboratorial dos padrões *IS6110* RFLP (Van Soolingen et al., 1994). No entanto, esta sequência (*IS6110*) está presente em apenas uma ou duas cópias na *maioria* dos isolados de M. *bovis*, pelo que tem um valor limitado para a tipagem desta espécie, uma vez que não é suficientemente discriminativa (Cousins et al., 1998a; Cousins et al., 1998b).

CAPÍTULO 2. LACUNAS DE CONHECIMENTO SOBRE A TUBERCULOSE BOVINA NA ZÂMBIA

O sector tradicional da pecuária na Zâmbia tem sido afetado por várias doenças. No ponto de venda dos seus bovinos e durante a inspeção da carne na maioria dos matadouros da Zâmbia, os proprietários de bovinos têm de lidar com a notícia angustiante de terem de perder algumas partes, se não toda a carcaça, devido à condenação por tuberculose. Apesar de tais cenários serem comuns na maioria dos matadouros da Zâmbia, a informação relativa à epidemiologia da BTB é muito limitada e, em alguns casos, inexistente. Grande parte da informação disponível baseia-se na deteção de lesões compatíveis com a tuberculose durante o abate. No entanto, alguns relatórios, embora limitados e não conclusivos, conseguiram assinalar a persistência da doença em bovinos e antílopes lechwe da bacia de Kafue, mas sem abordar os factores causais e de risco da ocorrência da doença. Além disso, os mesmos relatórios foram limitados em termos de âmbito e de dimensão das amostras, contendo dados esparsos que frequentemente careciam de provas científicas. Os relatórios anteriores não tentaram isolar os agentes, pelo que deram pouca informação sobre as estirpes bacterianas que circulam e que infectam o gado e a fauna selvagem, causando uma elevada prevalência da tuberculose nas zonas da interface gado/vida selvagem da bacia do Kafue. Mais importante ainda, nenhum dos relatórios anteriores disponíveis foi capaz de estimar o peso da tuberculose no gado ou nos animais selvagens, ou de revelar padrões de interação entre o gado e os animais selvagens. Além disso, não existia qualquer informação sobre os tipos de sistemas de criação de gado na bacia do Kafue e sobre a forma como estes influenciavam a propagação da BTB nos efectivos de gado e entre o gado e a fauna bravia. Não existia informação sobre o nível de conhecimento e sensibilização para a doença entre os proprietários de gado, mesmo nos locais de elevada prevalência. Não foram realizados estudos para fazer comparações entre a situação da BTB em áreas dentro da bacia do Kafue e fora dela, com a determinação da interação entre o gado e a vida selvagem. Por conseguinte, o presente projeto de doutoramento foi sistematicamente planeado para tentar preencher as lacunas de informação identificadas.

CAPÍTULO 3. OBJECTIVOS DO ESTUDO

Tendo em conta os antecedentes acima referidos, o objetivo geral deste estudo foi descrever a epidemiologia das infecções por *M. bovis* nas zonas de interface homem/animal/animal selvagem na Zâmbia.

Este objetivo foi alcançado através do cumprimento dos seguintes objectivos específicos:

1. Determinar a informação de base das áreas de estudo e avaliar o nível de conhecimento dos proprietários de gado sobre a BTB (**Documento I**);

2. Descrever o peso da BTB nos bovinos em diferentes sistemas de pastoreio (**Documento II)**;

3. Avaliação dos factores de risco associados à BTB na Zâmbia (**Documento III**);

4. Descrição de BTB em antílopes lechwe de Kafue da bacia de Kafue, onde existe uma área de interface gado/vida selvagem (**Documento IV**);

5. Descrever a possível ocorrência de BTB em antílopes lechwe negros sem uma área de interface gado/vida selvagem (**Documento V**) e

6. Isolamento e caraterização de agentes micobacterianos causadores de doenças em bovinos, através da aplicação de métodos de genética molecular (**Trabalho VI**).

CAPÍTULO 4. MATERIAIS E MÉTODOS

4.1. ÁREAS DE ESTUDO

Devido à natureza epidemiológica e ecológica complexa das populações em estudo e dos seus diferentes sistemas de interação, as áreas de estudo foram divididas em três grandes áreas, tendo os estudos sido realizados em paralelo (Figura 7).

1. A principal área de estudo: As áreas de interface pecuária/vida selvagem das zonas de gestão de caça de Lochinvar e Blue Lagoon**, na bacia de Kafue**.

2. **Área de Kazungula**: Uma área comparativa fora da área de interface gado/vida selvagem com gado mas sem vida selvagem.

3. **Área de Bangweulu**: Uma área comparativa fora da área de gado/vida selvagem com vida selvagem mas sem gado.

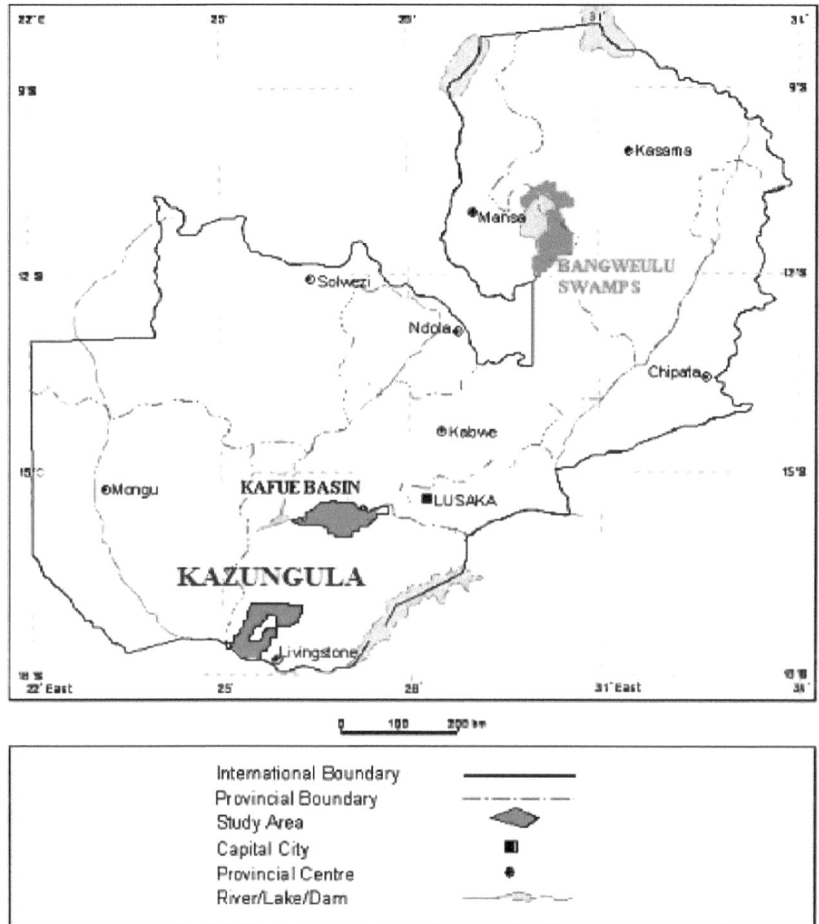

Figura 7. Mapa da Zâmbia mostrando a localização geral das três áreas de estudo

4.1.1. Zona de interface pecuária/vida selvagem da bacia do Kafue

A bacia do Kafue (Figura 8) é uma vasta planície de inundação que cobre uma área de cerca de 6.000 km^2 (Figura 8) (Siamudaala et al., 2003). Situa-se entre as linhas de latitude 26°-28°E e 15°20'-15°55' S. É constituída pelo Parque Nacional de Lochinvar (410 Km^2), situado entre 15°43'-16°01'S e 27°11'-27°19' E, pelo Parque Nacional da Lagoa Azul (420 Km^2), situado entre 15°21' - 43'S e 27°15' - 27°32' E e pelas zonas de gestão de caça das planícies de Kafue (5 175 Km^2) (Sheppe, 1985).

As áreas de interface dos Parques Nacionais da bacia de Kafue são dotadas de vida selvagem, particularmente o antílope Kafue lechwe *(Kobus leche kafuensis)* que interage facilmente com o gado (Figura 5).

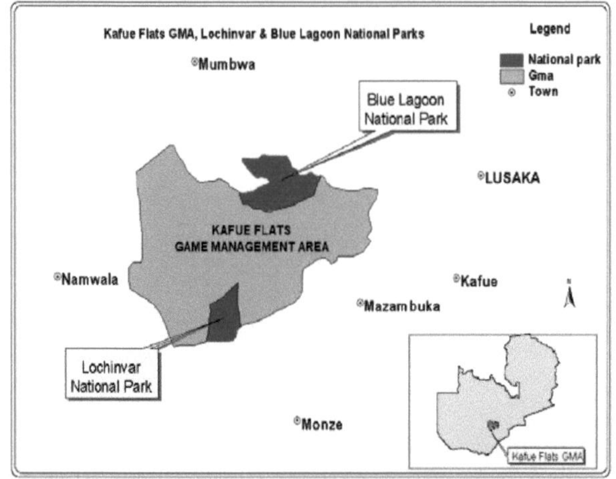

Figura 8. Mapa da bacia de Kafue mostrando os Parques Nacionais de Lochinvar e Blue Lagoon com inserção do mapa da Zâmbia (Adaptado de Milner-2003).

4.1.2. Kazungula; área de estudo comparativo com gado mas sem vida selvagem

A área comparativa do Distrito de Kazungula situa-se na parte mais a sul do País (Figura 7). Localiza-se nas coordenadas 17°05'S a 17°45'S e 25°38'E a 25°59'E na bacia do Zambeze. O gado criado no distrito de Kazungula não tem contactos conhecidos com ungulados selvagens, uma vez que se encontra fora das áreas de interface gado/vida selvagem, embora possa entrar em contacto com roedores, aves e coelhos.

4.1.3. Bangweulu; área comparativa com vida selvagem mas sem gado

Os pântanos de Bangweulu (Figuras 7 e 9) são um sítio Ramsar reconhecido e importante e, como tal, a área é um ecossistema protegido (RIS., 2007). A área é uma planície de inundação complexa e vasta nos confins remotos do norte da Zâmbia (Figura 9). Os pântanos estão situados nas coordenadas 10° 33' S, 029° 15' E e 12° 17' S, 030°43' E, com uma elevação entre 900 e 1200m acima do nível do mar, cobrindo uma área de aproximadamente 31.000 Km^2 . Abriga grandes números do endémico e semi-aquático *Kobus leche smithemani* (Lechwe preto), que consta da lista de espécies ameaçadas da IUCN (www.iucnredlist.org., 2009). Ao contrário da bacia de Kafue, que é uma zona pastoril, a principal atividade nos pântanos de Bangweulu é a pesca, sendo a maior zona de pesca da Zâmbia. Historicamente, não há registos de criação de gado nos pântanos e não se pratica um sistema de pastoreio por transumância. A inspeção física dos locais de amostragem durante os períodos de estudo não mostrou sinais de gado ou de excrementos de gado e os relatórios obtidos dos operadores de Safari na área, bem como da ZAWA e dos Oficiais Veterinários confirmaram a ausência de gado na área.

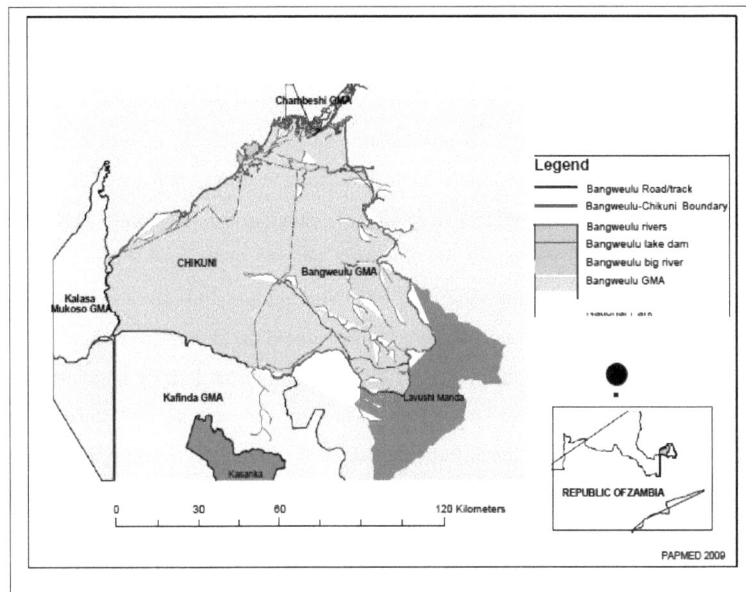

Figura 9. Mapa da bacia de Bangweulu mostrando as áreas habitadas pelo lechwe preto na área de gestão de caça de Chikuni (adaptado do Dr. Siamudaala 2009)

4.2. POPULAÇÃO E CONCEPÇÃO DO ESTUDO

A população de estudo foi gerada de acordo com as técnicas de amostragem, os sistemas de recolha de dados e o tipo de dados a recolher. Para o efeito, foram incluídos cinco tipos de populações de estudo, com base no seguinte

1. Comunidades humanas para o inquérito por questionário aos proprietários de gado;
2. População bovina dividida em três estratos diferentes para a recolha de dados biológicos;
3. Antílopes lechwe de Kafue na bacia de Kafue;
4. Antílopes lechwe negros nos pântanos de Bangweulu e
5. Inquéritos em matadouros para recolha de amostras biológicas de carcaças de bovinos.

4.2.1. Estudos transversais

4.2.1.1. *Determinação da dimensão da amostra*

Faltavam informações completas sobre as pessoas que possuíam gado, bem como sobre o número de efectivos bovinos nas áreas de estudo. Por esta razão, foi efectuado um estudo de base para estimar a população de rebanhos de gado nas áreas com os respectivos proprietários que responderiam a um questionário. Um rebanho era a unidade de estudo de interesse e, em certos casos, um "rebanho" consistia em agrupamentos de aldeias ou grupos de pastores. Nalgumas áreas, a propriedade do gado era bastante complexa, com uma pessoa a ter um certo número de gado em várias manadas ou em diferentes kraals. A fim de aumentar a independência dos rebanhos, todos estes factores foram considerados na definição de um rebanho. Com base no estudo de base, estimámos que havia aproximadamente 110 manadas de gado na área da Lagoa Azul, 100 em Lochinvar e 50 em Kazungula. Durante o estudo de base, todos os proprietários de gado nas áreas de estudo visadas foram listados como a população-alvo. Esta população de rebanhos constituiu a população do estudo a partir da qual foi efectuada a amostragem efectiva (população da amostra). Assumindo uma baixa heterogeneidade entre os efectivos, utilizámos um poder de deteção (1-β) de 90%, o nível de significância (α) de 95% e a precisão absoluta desejada de 5%. Assumimos ainda que a sensibilidade e a especificidade do teste intradérmico comparativo de tuberculina (CIDT) eram de 80% e 100%, respetivamente (Monaghan et al., 1994; Quirin et al., 2001). A prevalência de BTB anteriormente registada para o gado na Zâmbia varia entre 10% e 20% ao nível de cada animal. Por conseguinte, assumimos uma média de 15% como prevalência individual de BTB nos animais, sendo a prevalência a nível de efetivo estimada em 30%. A dimensão média do efetivo foi considerada como sendo de 100 animais. Assim, planeámos amostrar os bovinos individuais dos efectivos com uma fração de amostragem de 10%. Com base nestes pressupostos, utilizámos *o Herdacc*™ Versão 3 (Jordan, 1995) para estimar a especificidade do efetivo (HSp) e a sensibilidade do efetivo (HSe). As nossas previsões de HSp e HSe foram de 100% e 73,9% a uma fração de amostragem de 10%, quando um efetivo era classificado como positivo se pelo menos um animal apresentasse um resultado positivo no CIDT. Assim, aplicando as estimativas da fórmula de cálculo do tamanho da amostra para uma amostragem aleatória simples e corrigindo para uma população finita, planeámos amostrar 125 agregados familiares independentes (HH) e as suas manadas de gado, representadas por 53, 48 e 24 HH e manadas para Blue Lagoon, Lochinvar e Kazungula, respetivamente. Para selecionar este número de HH e rebanhos e para evitar enviesamentos de seleção, foi concebido um mecanismo aleatório simples de escolha de HH e rebanhos utilizando um sistema de lotaria. Em cada área de estudo, os HH e os rebanhos receberam números num pedaço de papel. Estes números foram depois colocados num recipiente adequado, a partir do qual foi feita a seleção aleatória dos rebanhos. A amostragem dos efectivos do recetáculo foi feita sem substituição. Nas zonas em que os agricultores não cooperavam, foram escolhidos como rebanhos de substituição para o estudo outros rebanhos que partilhavam factores de exposição semelhantes (partilha de terras de pastagem e de água e estilos de gestão semelhantes) aos dos que se recusaram a participar, tendo sempre presente a necessidade de amostrar unidades independentes. A nível de cada animal, a situação era ligeiramente diferente. No caso dos animais que foram amostrados nos currais de esmagamento, utilizámos uma amostragem aleatória sistemática, uma vez que era difícil obter uma verdadeira amostragem aleatória no caso dos animais que estavam presos por meio de gesso nos kraals.

4.2.1.2. *Comunidades Humanas: Inquérito por questionário*

Os dados epidemiológicos foram recolhidos através de um questionário "fechado" pré-testado, redigido em inglês e na língua local, em cada agregado familiar ou unidade independente cujos animais foram rastreados para a BTB. O questionário foi administrado através de entrevistas "cara a cara", principalmente pelo investigador principal, que falava a língua nativa, falada nas áreas de estudo. As entrevistas foram realizadas de acordo com a conveniência do inquirido, na sua maioria após a conclusão do teste de tuberculina do gado do inquirido, e demoraram entre 20 a 30 minutos. Tentámos evitar variações dentro e entre entrevistadores, utilizando apenas duas pessoas para realizar as entrevistas. A fim de melhorar a exatidão dos dados recolhidos durante estas entrevistas, confrontámo-los com os dados recolhidos para o questionário *sobre Brucella*, uma vez que os dois estudos foram realizados em simultâneo (Muma et al., 2006).

4.2.1.3. *População bovina: Teste intradérmico comparativo da tuberculina (CIDT)*

Para a determinação da prevalência da BTB em bovinos, foi aplicado o teste CIDT, tal como descrito no manual do OIE (OIE, 2004) (Figura 10). Foi utilizado um nível de interpretação padrão rigoroso para classificar os animais reactivos de acordo com o manual do OIE (OIE, 2004).

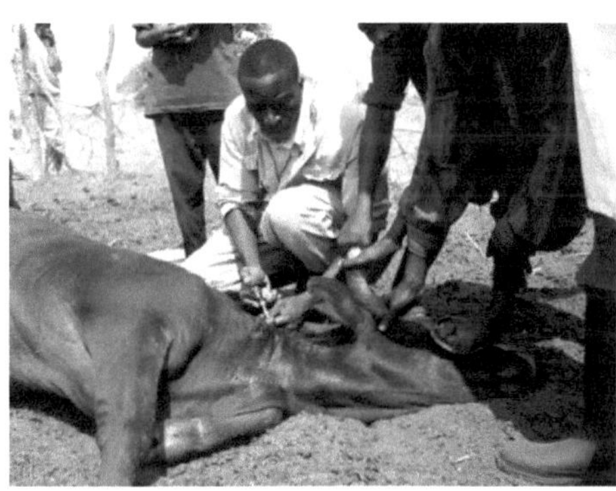

Figura 10. Nas zonas de interface, não existem parques de esmagamento; os animais foram deitados antes da leitura da espessura da pele e da inoculação da tuberculina. A fotografia mostra o autor a inocular a tuberculina na região cervical.

4.2.2. Exame post-mortem de bovinos e lechwe

As carcaças de antílopes lechwe e de bovinos abatidos foram examinadas para deteção de lesões grosseiras, de acordo com os procedimentos de exame post mortem normalizados por (Gracey et al., 1999). Os órgãos e tecidos com lesões suspeitas de tuberculose foram recolhidos após um exame post mortem pormenorizado de toda a carcaça (Figura 11).

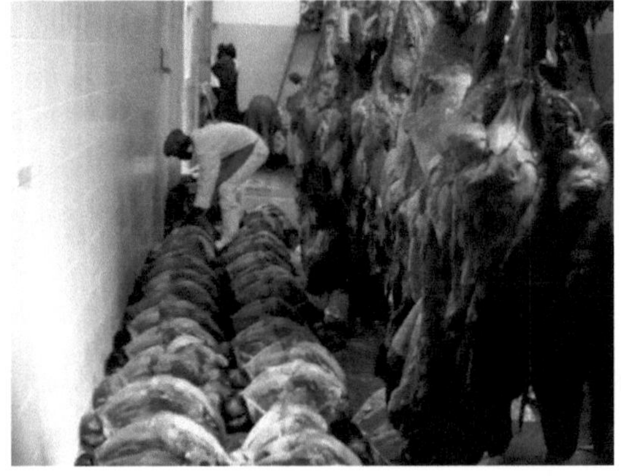

Figura 11. Realização de um exame post mortem pormenorizado das carcaças num dos matadouros

Foram registados os dados demográficos relativos à área de origem, sexo, idade e tipo de órgão ou tecido, bem como o tipo de disposição patológica macroscópica post-mortem. Estas amostras foram colocadas em sacos histopatológicos estéreis com fecho de correr e colocadas numa caixa frigorífica com sacos de gelo antes de serem transportadas para os laboratórios, onde foram armazenadas a -4 °C até serem processadas para cultura, e a -20 °C se não fossem processadas no prazo de quatro dias. Algumas das amostras positivas foram colhidas em nosso nome por funcionários veterinários distritais (Figura 12).

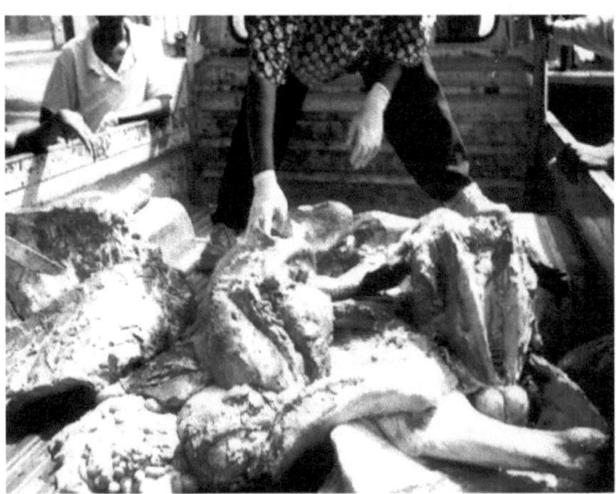

Figura 12. Uma carcaça inteira originária da zona da bacia de Kafue condenada após a inspeção post mortem da carne num matadouro a 47 km de Lochinvar, no distrito de Monze, na Zâmbia, devido a extensas lesões tuberculosas miliares e granulomatosas em toda a carcaça (Cortesia do Dr. Phanuel Nyimba, veterinário distrital, Monze).

4.2.3. Descontaminação e cultura

Todas as amostras de tecidos e órgãos foram descontaminadas na cabina de segurança biológica num laboratório de nível de segurança biológica 2 (BSL 2) onde as culturas foram cultivadas (Figura 13).

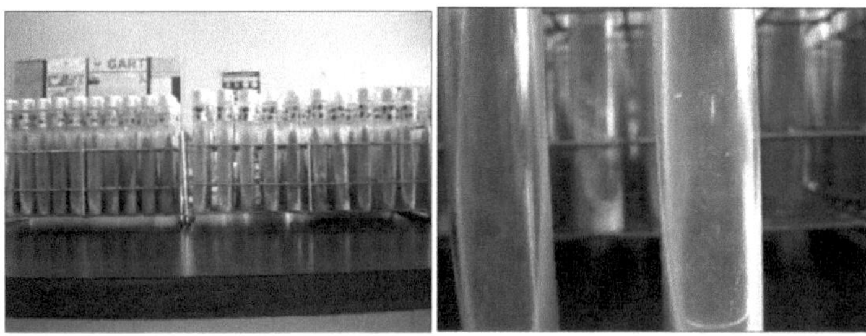

Figura 13. Crescimento de culturas de micobactérias em placas de meio Lowenstein Jensen

Os pormenores da descontaminação e da cultura de lesões suspeitas de tuberculose são descritos pormenorizadamente noutro local (Munyeme et al., 2009b; Munyeme et al., 2010). Os sedimentos dos homogenatos descontaminados foram inoculados em meios de cultura de Lowenstein-Jensen em duplicado, contendo glicerol e piruvato de sódio a 0,4%, para melhorar o isolamento de *M. bovis*, e incubados aerobicamente a 37°C durante 8 semanas, com observações duas vezes por semana para verificar o crescimento e as caraterísticas das colónias (Figura 13). As culturas resultantes foram tentativamente identificadas como bactérias pertencentes ao MTC pelo seu crescimento lento e caraterísticas das colónias. A pureza e a solidez ácida das colónias foram verificadas através da coloração de Ziehl-Neelsen (Figura 14).

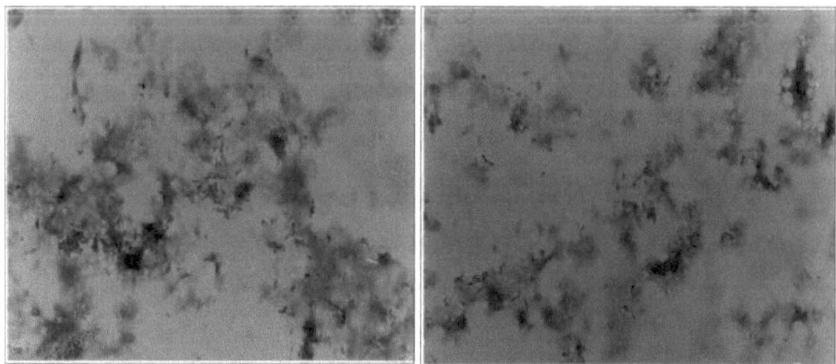

Figura 14. Esfregaço corado com Ziehl-Neelsen (ZN) de homogenato de tecido do lechwe (esquerda) e do gado (direita). Os bastonetes e aglomerados delgados, em forma de contas, de coloração vermelha (ZN-positivo) são vistos contra um fundo azul de metileno (ampliação de X 1000).

4.2.4. Preparação de lisados e tipagem molecular de isolados

Os lisados celulares foram preparados suspendendo uma ansa cheia de colónia bacteriana em 250 µl de tampão TE (feito de 10 *mM* Tris/Hcl, pH 8,0 e 1 *mM* EDTA em água destilada) num tubo Eppendorf. As células bacterianas das colónias foram mortas pelo calor por incubação a 80 °C durante 1 hora num banho de água. Os tubos foram centrifugados a 13000 rpm durante 2 minutos, o sobrenadante foi eliminado e o pellet ressuspendido em 500 µl de NaCl 150 *mM*. Este passo foi repetido duas vezes. Finalmente, o sobrenadante foi descartado e o pellet ressuspendido em 25 pl de tampão TE destilado. Estas suspensões foram utilizadas para a espoligotipagem, tal como descrito anteriormente (Kamerbeek et al., 1997). Quatro microlitros (4 µl) da suspensão bacteriana desnaturada de cada amostra foram utilizados para a amplificação da região de repetição direta (DR) com os oligonucleótidos DRa (5_ biotinilado) e DRb. Os amplicões marcados foram utilizados como sondas para hibridação com um conjunto de 43 sequências de espaçadores de oligonucleótidos conhecidos. As estirpes H37Rv *M. tuberculosis* e *M. bovis* BCG P3 e a água purificada foram incluídas em cada experiência como controlos positivo e negativo, respetivamente. Os fragmentos de PCR ligados foram detectados com um conjugado reforçado com estreptavidina e peroxidase de rábano e um sistema de quimioluminescência reforçada (ECL), seguido de exposição a hiperfilmes ECL (Amersham Pharmacia-Biotech, Roosendael, Países Baixos). Foram observados os padrões esperados dos controlos positivos e não foi detectada qualquer contaminação por reagentes em nenhum dos controlos negativos. Os espoligótipos foram comparados utilizando o coeficiente de Dice baseado em bandas e a agregação determinada pelo método UPMGA (unweighted pair group algorithm with arithmetic averages), utilizando o software Bionumerics versão 3.0 (Applied Maths, Sint-Martens-Latem, Bélgica).

4.3. ARMAZENAMENTO E ANÁLISE DE DADOS

A base de dados foi criada em folhas de cálculo Excel, tendo sido efectuada a manipulação e limpeza necessárias antes de a transferir para o Stata SE/9 for Windows (Stata Corp. College Station, TX). A base de dados incluía informações de inquéritos transversais baseados em questionários, CIDT, informações de inquéritos sobre matadouros, informações sobre os antílopes Kafue lechwe e Black lechwe e dados sobre a distribuição geoespacial dos objectos de estudo para a criação de mapas, que foram transferidos para o ArchView Geographical Information Systems (GIS).

As estimativas de prevalência da BTB ao nível dos animais individuais e das manadas, com intervalos de confiança, foram calculadas utilizando o comando de estimativa do inquérito no Stata, com ajustamentos para estratos (área de estudo), tal como descrito por Dohoo e colaboradores (2003). Ao nível do animal individual, foi investigado o efeito da idade, do sexo e de factores relacionados com uma relação plausível (causa-efeito) na BTB. O efeito independente das variáveis categóricas na positividade da BTB foi avaliado utilizando o teste exato de Fisher com dois lados, enquanto o das variáveis contínuas foi avaliado utilizando os testes de Kruskal_Walli. Somente as variáveis que apresentaram valores de p (two-sided) $< 0,25$ e aquelas sem muitos valores faltantes (>15) foram retidas para análise multivariável em modelo de regressão logística. Os modelos foram construídos utilizando a seleção forward de acordo com os detalhes da construção de modelos logísticos (Dohoo et al., 2003). A adequação do modelo foi avaliada utilizando o teste de adequação de Hosmer - Lameshow e a sensibilidade e especificidade do modelo foram avaliadas utilizando a análise ROC.

Para os inquéritos efectuados nos matadouros, foram recolhidas para análise informações sobre o sexo, a idade, a zona de origem e o índice de condição corporal a nível dos animais. Os dados ao nível da área incluíam informações sobre factores ecológicos e sobre a interação gado/animal selvagem. As estimativas brutas das proporções de tuberculose foram calculadas utilizando o comando de inquérito estimates no Stata, com ajustamentos para os estratos. Foram utilizadas estatísticas descritivas, tais como estimativas de proporção, para descrever a orientação preliminar dos dados, enquanto as associações entre variáveis foram avaliadas através da aplicação de métodos analíticos univariados e da análise de regressão logística.

Para a análise dos dados genéticos dos isolados *de M. bovis* gerados através da espoligotipagem, utilizámos o coeficiente de Dice baseado nas bandas e o agrupamento determinado pelo método UPMGA (unweighted pair group algorithm with arithmetic averages), utilizando o software Bionumerics versão 3.0 (Applied Maths, Sint-Martens-Latem, Bélgica).

CAPÍTULO 5. RESULTADOS E DISCUSSÃO

Os principais resultados abordam cada um dos objectivos específicos acima referidos.

5.1. Estudos epidemiológicos de base e inquérito por questionário (Documento I)

O documento I descreve a metodologia sistemática utilizada para conceber o estudo, determinar a dimensão da amostra, recrutar os participantes e amostrar as manadas de gado. Nas três áreas de estudo, o sistema de pastoreio por transumância era comummente praticado e a prevalência de BTB ao nível do efetivo nos rebanhos transumantes (TH) era mais elevada do que nos rebanhos residentes na aldeia (VRH). Verificou-se uma diferença significativa na prevalência de BTB ao nível dos rebanhos em relação ao contacto com a vida selvagem, com base na área de estudo. A resposta dos proprietários de gado e as suas proporções de afirmações corresponderam ao nível de BTB no gado. O efeito da proximidade dos animais selvagens foi ainda avaliado pela partilha de pontos de abeberamento entre o gado e os animais selvagens e ainda pelo pastoreio. A partilha de água entre a fauna selvagem e o gado foi identificada como um fator significativo para a positividade da BTB. Em Lochinvar, cerca de 88% dos animais foram declarados como tendo partilhado água com animais selvagens. Entre os proprietários de gado que foram entrevistados (n = 64), 60% não tinham ouvido falar de tuberculose bovina ou de tuberculose em animais. Além disso, 85% dos proprietários de gado não tinham conhecimento da tuberculose em animais selvagens. Entre os que tinham conhecimento da tuberculose em animais selvagens (n = 16; 15%), Lochinvar tinha uma maioria de 75% (12/16), com os restantes 25% (4/16) em Blue Lagoon e nenhum em Kazungula. O conhecimento da tuberculose foi positivamente associado à experiência de ter um animal condenado no matadouro.

Outros estudos indicaram que o nível de consciencialização da doença entre os agricultores está relacionado com a prevalência da doença (Brook e McLachlan, 2006). Além disso, foi demonstrado que a doença aumenta a preocupação dos proprietários de gado (Brook e McLachlan, 2006). Esta observação foi determinada pela forma como os criadores de gado adquiriram esses conhecimentos. Verificou-se, sobretudo, que vários criadores das zonas de elevada prevalência tinham sido condenados por lesões suspeitas de tuberculose em órgãos de matadouro. No entanto, devido à falta de serviços de extensão que explicassem estes factos aos agricultores, a maioria deles acabou por aceitar a situação como fazendo parte do processo normal da doença nos animais. Observou-se em todas as áreas de estudo que, à medida que o tamanho do efetivo bovino aumentava, os proprietários preferiam levar os seus animais para as planícies, aderindo à prática do pastoreio por transumância (Muma et al., 2007).

5.2. Prevalência da tuberculose a nível de cada animal (Documento II)

O objetivo deste estudo foi fornecer estimativas da prevalência da BTB em bovinos nas três áreas de estudo e utilizar esta informação para estimar a população em risco nas diferentes áreas de estudo com base nas caraterísticas individuais dos animais. Foram registadas diferenças significativas na prevalência da BTB nas três áreas de estudo. Tanto Blue Lagoon como Lochinvar registaram uma prevalência individual mais elevada ao nível dos animais do que o distrito de Kazungula. A prevalência individual dos animais nas três áreas de estudo foi de 6,8%. Na zona de interface gado/vida selvagem da bacia de Kafue, a prevalência individual de animais foi de 5,2% em Lochinvar e de 9,6% em Blue Lagoon. No entanto, em Kazungula, uma zona fora da interface pecuária/vida selvagem, a prevalência foi de 0,8%. Os resultados ao nível do animal individual mostraram que os animais que praticavam o sistema de pastagem de transumância (TH) tinham uma prevalência de BTB relativamente mais elevada de 5,3%, enquanto os que se encontravam nas áreas de interface (IFH) tinham uma prevalência ainda mais elevada de 11,4% Os animais sedentários que eram criados nas aldeias (VRH) e que não praticavam o sistema de transumância tinham uma prevalência de BTB mais baixa de 1,6%.

A maior prevalência de BTB no gado nas áreas de interface gado/vida selvagem de Lochinvar e Blue Lagoon do que em Kazungula, uma área fora da interface gado/vida selvagem, sugere que o contacto com a vida selvagem é um fator de risco importante para a BTB no gado. No entanto, as razões para estes resultados não são bem conhecidas, embora se suspeite que o antílope lechwe possa estar a desempenhar um papel de reservatório biológico de BTB na área da Bacia de Kafue (Cook et al., 1996; Sitima, 1997; Pandey, 1998). Isto foi demonstrado pela constatação de que o gado criado nas áreas de interface gado/vida selvagem da bacia de Kafue tinha mais probabilidades de não passar num teste de tuberculina do que o encontrado no distrito de Kazungula. Estas conclusões foram ainda mais reforçadas quando os tipos de pastagem foram tidos em consideração, sendo que os animais criados nas zonas de interface (IFH) tinham quase sete vezes mais probabilidades de falhar uma prova de tuberculina do que os animais sedentários (OR=6,7). Os pormenores relacionados com os resultados deste estudo são discutidos em pormenor no documento II.

5.3. Factores de risco associados à BTB em bovinos (Documento III)

Como seguimento dos trabalhos I e II, este estudo foi formulado com o objetivo principal de identificar os factores de risco associados à ocorrência de BTB nas áreas de interface gado/vida selvagem da bacia do Kafue. Na análise univariada das variáveis independentes ao nível dos efectivos, observou-se que vários factores tinham efeitos independentes no estado dos efectivos de BTB. Entre estas variáveis, algumas das mais significativas foram a área de estudo, os padrões de interação gado/vida selvagem, o tamanho do rebanho e a estratégia de pastoreio praticada pelos proprietários de gado. Observou-se que o pastoreio de gado nas áreas de interface (rebanhos de interface/IFH) aumentava as probabilidades de positividade da tuberculose do rebanho em cerca de

18 vezes, em comparação com o pastoreio de animais dentro das aldeias (rebanhos residentes nas aldeias/VRH) - (Odds ratio = 18,67). Do mesmo modo, os rebanhos que praticavam a transumância (TH) tinham aproximadamente duas vezes mais probabilidades de apresentar resultados positivos para a tuberculose do que os VRH (Odds ratio = 2,0). Observou-se que a área de estudo tem um efeito significativo na prevalência da BTB. A deslocação dos animais para as planícies, com o consequente contacto com animais selvagens, mesmo que irregularmente, foi significativamente associada à positividade da BTB. Do mesmo modo, os proprietários de gado que declararam ter visto os seus animais a pastar com animais selvagens tinham um risco mais elevado de ter uma manada com pelo menos um animal positivo na tuberculinização. Os animais que viviam perto da zona de interface gado/animal selvagem e que eram autorizados a deslocar-se para as planícies em busca de pastagens durante os meses mais secos, tinham aproximadamente trinta e oito vezes mais probabilidades de ter tido contacto com animais selvagens do que os que não tinham (risco relativo = 38,3). Não houve associação estatística na positividade da TB para os rebanhos de gado que eram mantidos por famílias que tiveram um caso conhecido de TB humana nos 12 meses anteriores (Risco relativo = 1,14).

O modelo de regressão logística multivariável identificou o sistema de pastoreio, fortemente influenciado pelo tamanho do rebanho, como factores de risco muito importantes. As grandes manadas tendiam a permanecer nas planícies ou eram transumantes e verificou-se que tinham 7 vezes mais probabilidades de serem positivas para a TB do que as manadas residentes nas aldeias (rácio de probabilidade = 7,32). Assim, de todos os factores de risco identificados, verificou-se que a dimensão do efetivo e os sistemas de pastoreio estavam altamente associados à positividade da BTB.

A associação observada entre a área e outras variáveis pode sugerir a existência de uma ligação ecológica. A área poderia ser uma variável de substituição para outros factores de risco, como o pastoreio comunitário, o contacto com a vida selvagem e outros factores determinísticos necessários para a ocorrência da doença. Lochinvar e Blue Lagoon recebem gado de diferentes locais da bacia, que se reúne nas planícies. Esta disposição aumenta potencialmente o risco de contactos entre e dentro do rebanho e tem sido documentada como o principal fator de risco para a transmissão da BTB na bacia (Cook et al., 1996). No entanto, o pastoreio comunitário também é praticado em Kazungula, ao longo das planícies do Zambeze, apesar da baixa prevalência registada, o que sugere que outros factores, para além do pastoreio comunitário, podem explicar as diferenças observadas na frequência da doença. Os efectivos transumantes foram associados a um maior estatuto de BTB. Este foi também o tipo mais comum de sistema de maneio, que está também associado a múltiplos contactos entre rebanhos, aumentando o risco de exposição (Ghirotti et al., 1991).

5.4. Tuberculose bovina em antílopes lechwe de Kafue (Documento IV)

No seguimento das conclusões dos Documentos II e III, que indicavam que a área de estudo e, especialmente, a interação com a fauna bravia estavam ligadas à positividade da BTB no gado, este estudo específico foi formulado com o objetivo de avaliar a tuberculose em antílopes lechwe da bacia de Kafue. Assim, foi examinado um total de 119 antílopes lechwe dos dois parques nacionais (Lochinvar e Blue Lagoon) da bacia de Kafue, com os seguintes resultados: 24,3% apresentavam lesões de necropsia sugestivas de tuberculose, com 17,6% dos tecidos a indicarem bactérias de coloração ácido-rápida no exame de microscopia de esfregaço de coto de tecido, enquanto 27,7% das amostras apresentavam caraterísticas culturais e morfológicas sugestivas de micobactérias. Os pulmões e os seus gânglios linfáticos de drenagem representaram 58,6% dos órgãos afectados, o que indica que estes são os locais mais frequentemente infectados. Quando os resultados são considerados para os gânglios linfáticos da cabeça, os pulmões e os seus gânglios linfáticos de drenagem e os gânglios linfáticos mediastínicos representaram 89,6% das lesões suspeitas de tuberculose, com apenas 10,3% a representar as restantes lesões, na sua maioria lesões miliares noutros tecidos. Verificou-se uma diferença significativa na incidência da doença entre machos e fêmeas, sendo mais provável que os machos fossem positivos para a tuberculose do que as fêmeas. Do mesmo modo, os animais em más condições corporais tinham duas vezes mais probabilidades de apresentar lesões associadas à tuberculose do que os animais em boas condições corporais (OR=2,3).

As proporções observadas de tuberculose no lechwe de Kafue no nosso estudo estão de acordo com o que foi observado anteriormente (Kraus et al., 1986; Stafford, 1991; Pandey, 1998). A elevada interação relatada de antílopes lechwe e gado na bacia de Kafue (Munyeme et al., 2008) representa uma ameaça séria em termos de transmissão de doenças entre as duas espécies animais. Os nossos resultados de uma prevalência individual de mais de 20% nos antílopes lechwe podem sugerir uma prevalência mais elevada nos efectivos desta população de animais selvagens. A proporção de tuberculose observada neste estudo reflecte a prevalência aparente em antílopes lechwe caçados por caçadores. Embora a verdadeira prevalência seja difícil de quantificar em populações de animais selvagens, esta proporção de antílopes BTB positivos é uma estimativa útil dos níveis de tuberculose em lechwe da bacia de Kafue. Nos nossos resultados, os pulmões e os gânglios linfáticos de drenagem parecem ser os principais locais em que os antílopes lechwe são mais frequentemente afectados pela tuberculose bovina, sugerindo uma via respiratória de transmissão. Dos animais com tuberculose neste estudo, 10,3% apresentavam lesões miliares, o que indica uma provável distribuição heamatogénica como sequela provável do estabelecimento após a infeção primária, uma observação em concordância com achados anteriores noutras espécies de animais selvagens (Corner, 2006).

5.5. Ausência de BTB em antílopes lechwe negros (Documento V)

No seguimento do artigo IV e de outros artigos anteriores, o objetivo deste estudo foi avaliar a situação da tuberculose no lechwe numa área sem interação com o gado, mas com uma configuração ecológica semelhante, com a bacia do Kafue a albergar uma subespécie de antílope lechwe. Este estudo foi importante para determinar se uma população de lechwe que, segundo consta, nunca esteve exposta ao gado pode ter tuberculose. Para este efeito, um total de 30 antílopes lechwe negros foram examinados para detetar lesões de BTB em Bangweulu. Nenhum dos 30 lechwe negros amostrados apresentava lesões post-mortem grosseiras sugestivas de tuberculose. O agrupamento de amostras de gânglios linfáticos da cabeça e da árvore mediastínica, seguido de coloração de Ziehl-Neelsen, não revelou bactérias ácido-rápidas observáveis no exame microscópico. As tentativas de cultivar as bactérias em meios de cultura de Lowenstein Jensen de todas as 30 amostras provenientes de Bangweulu falharam, uma vez que não houve crescimento em nenhuma das amostras, apesar de ter havido um bom crescimento em dois controlos positivos separados.

Apesar das limitações em termos de dimensão da amostra, relacionadas com o facto de se tratar de uma espécie selvagem muito rara e ameaçada de extinção, os nossos resultados constituem uma avaliação e representação válidas da situação epidemiológica no que diz respeito à tuberculose na lechwe negra dos pântanos de Bangweulu. Especificamente, este é o primeiro estudo a analisar sistematicamente os resultados que sugerem a ausência de infeção por tuberculose na lechwe negra dos pântanos de Bangweulu. A falta de interação entre o gado e os antílopes lechwe nos pântanos de Bangweulu parece ser determinante em relação aos nossos resultados actuais.

5.6. Isolamento e caraterização de micobactérias em bovinos (Artigo VI)

No seguimento dos trabalhos anteriores, este estudo foi formulado com o objetivo de caraterizar as micobactérias isoladas de bovinos para abate provenientes da bacia do Kafue. Foram examinadas 695 carcaças de bovinos provenientes da bacia do Kafue e os tecidos e órgãos de 98 (14,1%) das carcaças apresentavam lesões caraterísticas grosseiras compatíveis com tuberculose. Quando submetidos a cultura em meios de Lowenstein Jensen enriquecidos com piruvato, apenas 42 (6%) dos tecidos resultaram no crescimento de colónias com propriedades sugestivas de micobactérias, mas apenas 33 (4,7%) amostras foram positivas em ácido-rápido por microscopia de esfregaço. Deste número, 31 isolados produziram padrões espoligotípicos interpretáveis de *M. bovis* (Figura 15).

Todos os isolados careciam dos espaçadores 3, 9, 16 e também de 39 a 43, uma caraterística que distingue *o M. bovis* do *M. tuberculosis* (Kamerbeek et al., 1997) (Figura 15).

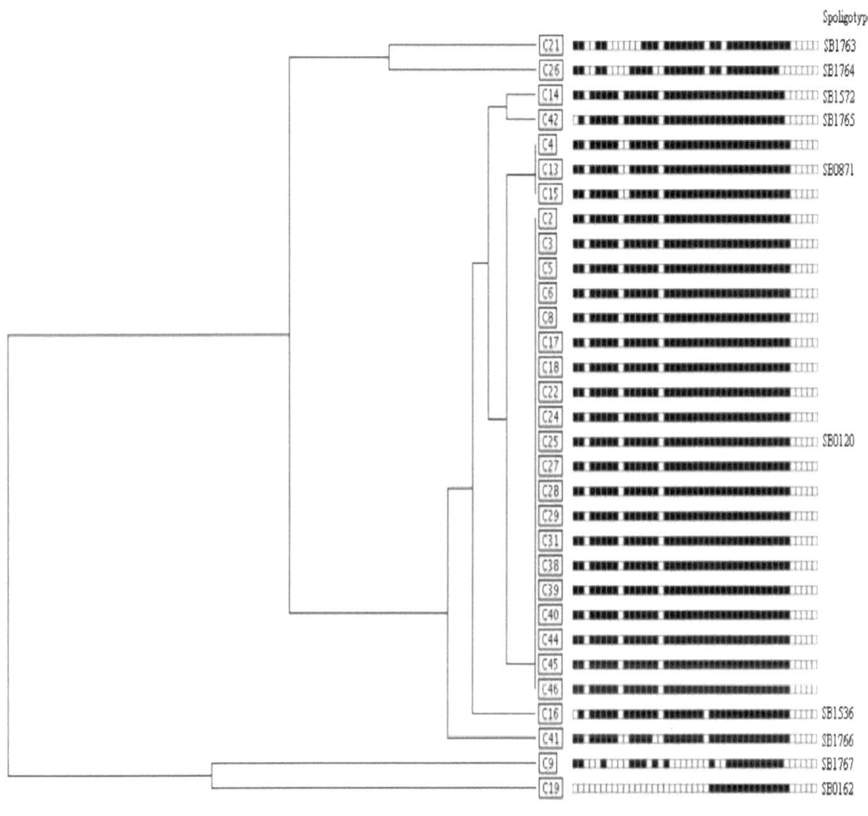

Figura 15. Relação de espoligótipos de isolados de *M. bovis* de bovinos da Zâmbia. Os padrões apresentados foram gerados utilizando o coeficiente de dados baseado em bandas e a agregação determinada pelo método UPMGA (unweighted pair group algorithm with arithmetic averages). A designação dos espaçadores da esquerda para a direita é de 1 a 43. Os números à direita representam espoligótipos descritos na base de dados internacional (www.mbovis.org). Os espoligótipos (SB1763-1767) são novos padrões de espoligótipos

Foram distinguidos dez espoligótipos diferentes. Vinte e sete isolados pertenciam a um agrupamento com mais de 95% de semelhança; todos eles têm espaçadores 2, 4-8, 11-14, 17-23 e 25-37. Dentro do grupo, foi encontrado um espoligótipo predominante em 20 (64,5%) dos isolados testados. Este foi encontrado em animais originários de 5 dos 6 distritos do estudo. O segundo espoligótipo mais prevalente foi encontrado em isolados de três distritos: C4 de Namwala, C13 de Choma e C15 de Mumbwa. Três isolados do agrupamento, C16 e C42 de Namwala e C14 de Lusaca, estão estreitamente relacionados entre si, sendo apenas diferentes os espaçadores 1, 24 e 38.

Quatro isolados, C21, C26, C9 e C19, apresentaram um baixo grau de semelhança com os outros 27 isolados. O isolado C9 do distrito de Monze e o C19 de Namwala são claramente distintos dos restantes; o C19 carece de todos os espaçadores de 1 a 24.

Em termos de variabilidade geográfica, o distrito de Namwala tinha um total de 7 espoligótipos, dos quais 5 isolados (C19, C26, C42, C16 e C41) estavam presentes apenas no distrito de Namwala (Figura 16).

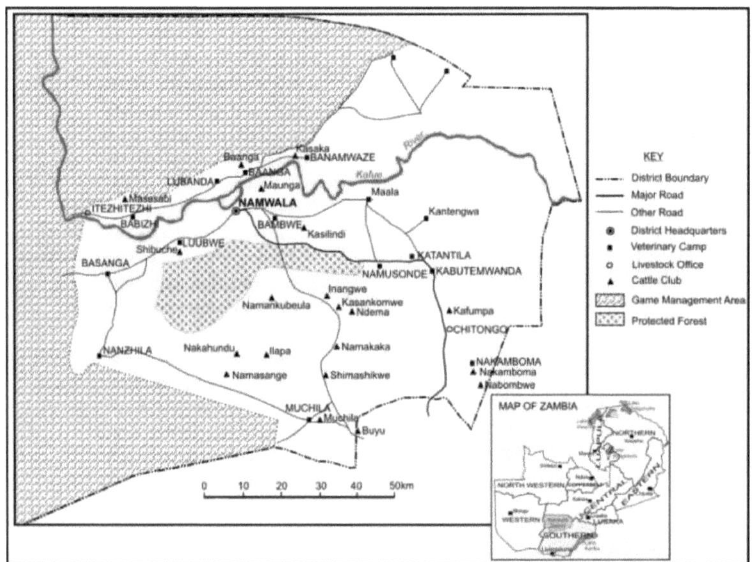

Figura 16. Mapa principal, Distrito de Namwala rodeado por GMA e clubes de gado bem estabelecidos. Inserir, Mapa da Zâmbia mostrando a localização do Distrito de Namwala na bacia de Kafue.

Com base na diversidade global de padrões de espoligótipos de *M. bovis* fornecida pela base de dados internacional sobre espoligótipos, www.mbovis.org, 83,9% dos isolados têm padrões de espoligótipos que foram descritos noutros países. O espoligótipo predominante, amplamente disperso geograficamente, foi encontrado na base de dados internacional como tendo um padrão com um número de espoligótipo SB0120 com o hexacódigo correspondente de 6F-5F-5F-7F-FF-60. Cinco dos seis distritos estudados apresentavam este espoligótipo predominante, e o distrito de Namwala foi responsável por 30% dos isolados com o espoligótipo SB0120. O segundo espoligótipo mais predominante tinha um padrão designado SB0871 com um hexacódigo correspondente de 6F-4F-5F-7F-FF-60. O isolado C14 foi designado SB1572 com um número de hexacódigo de 6F-5F-5F-7F-FF-40, o isolado C16 foi SB1536 com um número de hexacódigo de 2F-5F-5F-6F-FF-60 e o isolado C19 foi SB0162 com um número de hexacódigo de 00-00-00-0F-FF-60.

Cinco isolados que ocorreram individualmente (16,1%) apresentaram novos padrões de spoligo que ainda não tinham sido descritos na base de dados internacional de spoligotyping. Estes isolados eram originários do distrito de Namwala (isolados C26, 42 e C41); de Mumbwa (isolado C21); e de Monze (isolado C9). A estes novos padrões foram atribuídos novos números de spoligo como SB1763 (código hexadecimal 66- 03-5F-6D-FF-60), SB1764 (código hexadecimal 60-0F-1F-6C-FF-00), SB1765 (código hexadecimal 2F-5F-5F-7F- FF-40), SB1766 (código hexadecimal 6F-4F-1F-6F-FF-60) e SB1767 (código hexadecimal 62-0E-50-09-FF-40) por *http://www.Mbovis.org*. A técnica mostrou um bom poder de discriminação; Índice Discriminatório de Hunter Gaston (HGDI = 0,98).

O espoligótipo predominante SB0120 é semelhante à estirpe vacinal do tipo BCG e foi previamente descrito em França, Bélgica, África do Sul, Países Baixos, Sri Lanka, Espanha, Japão, Portugal, Rússia, Irão, Dinamarca, China e Brasil *(http://www.Mbovis.org/* (Duarte et al., 2008). O segundo espoligótipo mais predominante tinha um padrão previamente numerado SB0871 e foi descrito em França. Estes padrões predominantes, SB0120 e SB0871, diferem apenas por um único espaçador (espaçador 10). O espoligótipo mais comum, SB0120, tem um grau considerável de dispersão geográfica na Zâmbia, tendo sido detectado em 5 dos 6 distritos, e demonstrou ainda ser comum noutros países, incluindo a Europa continental (Aranaz et al., 1996; Serraino et al., 1999). Este achado de estirpes que também foram encontradas na Europa pode sugerir a introdução da doença pelos primeiros colonos europeus em África, um achado que já foi salientado por outros relatórios (Cousins et al., 1998a; Njanpop-Lafourcade et al., 2001; Sahraoui et al., 2009). A descoberta de SB0120 na África do Sul infere fortemente esta probabilidade, ao traçar as primeiras rotas de migração dos colonos para a Zâmbia. No nosso estudo atual, 16,1% (5/31) dos isolados tinham espoligótipos que eram exclusivos da Zâmbia. Estes espoligótipos não tinham informação prévia na base de dados internacional. Estes padrões (SB1763-1767) revelam eventos de deleção que poderiam ter levado à evolução de novos padrões de espoligótipos, como foi o caso em Portugal (Duarte et al., 2008). No entanto, é necessário efetuar mais estudos para verificar plenamente esta hipótese. Além disso, os resultados do espoligótipo SB 0120, como a principal estirpe de BTB na bacia de Kafue, podem sugerir a possibilidade de a mesma estirpe circular nos antílopes lechwe de Kafue. São necessários mais estudos a nível molecular sobre isolados micobacterianos de bovinos e animais selvagens para elaborar de forma conclusiva a possível partilha de estirpes e para estabelecer a ligação epidemiológica a nível molecular.

CAPÍTULO 6. CONCLUSÕES E ORIENTAÇÕES PARA NOVAS INVESTIGAÇÕES

6.1. Síntese conclusiva

Os resultados deste estudo permitiram-nos contribuir para a identificação e descrição dos determinantes epidemiológicos da BTB nas áreas de interface gado/vida selvagem da bacia do Kafue, na Zâmbia. Estudos e informações adicionais relacionados com este estudo atual foram destacados na secção de anexos, sendo **o Anexo I** uma revisão descritiva da BTB na bacia do Kafue, enquanto a BTB em búfalos da bacia do Kafue foi destacada no **Anexo II**.

O artigo I forneceu dados de base sobre a área de estudo e mostrou que o nível de conhecimento e sensibilização para a BTB entre os proprietários de gado é relativamente baixo. Os resultados forneceram ainda informações úteis para os especialistas em controlo de doenças animais, segundo as quais o controlo de doenças é um processo multifatorial, em que os proprietários de gado são parte integrante, o que é fundamental para a orientação e a aplicação das políticas. Com base nestes resultados, recomendamos que todas as futuras estratégias de controlo das doenças dos animais de criação se baseiem nos agricultores ou incluam um elemento que permita determinar o nível de conhecimento da doença por parte dos proprietários de gado, uma vez que a maioria das doenças está associada a sistemas de criação de gado. Além disso, o tipo de sistema de maneio pode ser, por si só, um fator de risco para a ocorrência de doenças, como demonstrado neste estudo.

Os artigos II e **III** forneceram informações vitais sobre potenciais factores de risco associados à BTB em bovinos, para além de elucidarem o peso da doença. Com base nestes resultados, recomendamos que as futuras estratégias de controlo da BTB considerem a distribuição temporal e espacial da doença, a dimensão dos efectivos, os tipos de produção animal e as estratégias de pastoreio como factores de risco importantes a ter em conta. Assim, em cada estratégia de controlo, a população em risco deve ser determinada e os factores de risco existentes para a ocorrência da doença devem ser elucidados para uma gestão e um controlo eficazes da doença.

O Documento IV descreve a BTB em antílopes lechwe de Kafue na bacia de Kafue, juntamente com os factores subjacentes associados à sua ocorrência, enquanto **o Documento V** descreve a ausência de tuberculose nos antílopes lechwe negros de Bangweulu. A ausência de tuberculose no lechwe preto sugere que o declínio populacional observado nestes antílopes lechwe pode não ser necessariamente causado pela BTB. Além disso, este achado no lechwe preto sugere que os declínios populacionais tanto do lechwe de Kafue como do lechwe preto estão mais relacionados com factores semelhantes, excluindo a BTB.

O documento VI descreve as estirpes circulantes de *M. bovis*, especialmente dentro e à volta das áreas da bacia de Kafue, em populações de gado. Dada a interação estreita entre o gado e o lechwe de Kafue, existe uma grande possibilidade de que as estirpes isoladas no gado sejam as mesmas que circulam nos antílopes lechwe de Kafue. Assim, é necessário efetuar mais estudos com base na caraterização molecular dos isolados de bovinos e antílopes lechwe.

6.2. Orientação para a investigação futura

Os dados epidemiológicos têm demonstrado a existência de BTB em animais selvagens e domésticos, apesar das deficiências na descrição de provas diretas sobre o papel dos antílopes lechwe ou do gado nas observações relatadas. Apesar destas deficiências, foi postulada uma via bimodal de infeção na interface gado/animal selvagem. Assim, são necessários mais estudos para verificar conclusivamente estas postulações. É necessária uma modelação mais aprofundada das vias da doença no lechwe e no gado da bacia do Kafue. Do mesmo modo, não se sabe qual a quantidade de BTB que tem o potencial de causar doença nos seres humanos, ou mesmo o peso da tuberculose humana que é atribuível à BTB. É necessário formular estudos para responder a estas questões.

Foi demonstrado que a BTB na Zâmbia não está distribuída de forma homogénea (Cook et al., 1996; Pandey, 1998; Munyeme et al., 2009a). Além disso, os antílopes lechwe foram descritos como reservatórios selvagens de BTB na Zâmbia (Bengis et al., 2004; Munyeme et al., 2010). Os factores de risco da BTB na bacia de Kafue indicam variabilidade geográfica (Munyeme et al., 2008; Munyeme et al., 2009a). No entanto, as razões para as variações espaciais observadas na prevalência da BTB e nos factores de risco associados necessitam de maior elaboração. A diversidade genética e/ou a relação de parentesco entre a lechwe e a BTB bovina necessitam de estudos epidemiológicos moleculares. Em suma, é necessário mais trabalho para verificar plenamente as postulações actuais de um foco concêntrico de infeção por BTB dentro e à volta da bacia de Kafue, na Zâmbia.

REFERÊNCIAS

Acha, P.N., Szyfres, B., 1987. Tuberculose zoonótica. In: Zoonoses e doenças transmissíveis comuns ao homem e aos animais. Washington: Organização Pan-Americana da Saúde/Organização Mundial da Saúde.

Agarwal, U., Kumar, A., Behera, D., 2009. Profile of HIV associated tuberculosis at a tertiary institute in setting of free antirretroviral therapy. J Assoc Physicians India 57, 685-690.

Alito, A., McNair, J., Girvin, R.M., Zumarraga, M., Bigi, F., Pollock, J.M., Cataldi, A., 2003. Identificação de antigénios de Mycobacterium bovis através da análise das respostas das células T bovinas após infeção com uma estirpe virulenta. Braz J Med Biol Res 36, 1523-1531.

Almeida, P.E., Silva, A.R., Maya-Monteiro, C.M., Torocsik, D., D'Avila, H., Dezso, B., Magalhaes, K.G., Castro-Faria-Neto, H.C., Nagy, L., Bozza, P.T., 2009. A infeção por Mycobacterium bovis bacillus Calmette-Guerin induz a expressão e ativação do recetor gama ativado por proliferador de peroxissoma dependente de TLR2: funções na inflamação, metabolismo lipídico e patogénese. J Immunol 183, 1337-1345.

Ameni, G., Aseffa, A., Sirak, A., Engers, H., Young, D.B., Hewinson, R.G., Vordermeier, M.H., Gordon, S.V., 2007. Effect of skin testing and segregation on the prevalence of bovine tuberculosis, and molecular typing of Mycobacterium bovis, in Ethiopia. Vet Rec 161, 782-786.

Anónimo, 1957. Relatório anual do Departamento de Serviços Veterinários e de Controlo da Tsé-tsé. In: Ministério da Agricultura e do Desenvolvimento Rural, R. (Ed.), p. 32pp.

Aranaz, A., de Juan, L., Montero, N., Sanvhez, C., Galka, M., Delso, C., Alvarez, J., Romero, B., Bezos, J., Vela, A.I., Briones, V., Mateos, A., Dominguez, L., 2004. Tuberculose bovina (Mycobacterium bovis) em animais selvagens em Espanha. Jornal de Microbiologia Clínica 42, 2602-2608.

Aranaz, A., Liebana, E., Mateos, A., Dominguez, L., Vidal, D., Domingo, M., Gonzolez, O., Rodriguez-Ferri, E.F., Bunschoten, A.E., Van Embden, J.D., Cousins, D., 1996. Spacer oligonucleotide typing of Mycobacterium bovis strains from cattle and other animals: a tool for studying epidemiology of tuberculosis. J Clin Microbiol 34, 2734-2740.

Bengis, R.G., Kock, R.A., Fischer, J., 2002. Doenças infecciosas dos animais: a interface fauna selvagem/pecuária. Rev Sci Tech 21, 53-65.

Bengis, R.G., Leighton, F.A., Fischer, J.R., Artois, M., Morner, T., Tate, C.M., 2004. The role of wildlife in emerging and re-emerging zoonoses (O papel da vida selvagem nas zoonoses emergentes e reemergentes). Rev Sci Tech 23, 497-511.

Berg, S., Garcia-Pelayo, M.C., Muller, B., Hailu, E., Asiimwe, B., Kremer, K., Dale, J., Boniotti, M.B., Rodriguez, S., Hilty, M., Rigouts, L., Firdessa, R., Machado, A., Mucavele, C., Ngandolo, B.N., Bruchfeld, J., Boschiroli, L., Muller, A., Sahraoui, N., Pacciarini, M., Cadmus, S., Joloba, M., van Soolingen, D., Michel, A.L., Djonne, B., Aranaz, A., Zinsstag, J., van Helden, P., Portaels, F., Kazwala, R., Kallenius, G., Hewinson, R.G., Aseffa, A., Gordon, S.V., Smith, N.H., 2011. African 2, um complexo clonal de Mycobacterium bovis epidemiologicamente importante na África Oriental. J Bacteriol 193, 670-678.

Bovornkitti, S., Sarasombath, S., Banchuin, N., 1990. O imunodiagnóstico da tuberculose na Tailândia. J Med Assoc Thai 73, 305-307.

Brook, R.K., McLachlan, S.M., 2006. Factores que influenciam as preocupações dos agricultores relativamente à tuberculose bovina na vida selvagem e no gado em redor do Riding Mountain National Park. J Environ Manage 80, 156-166.

Brosch, R., Gordon, S.V., Marmiesse, M., Brodin, P., Buchrieser, C., Eiglmeier, K., Garnier, T., Gutierrez, C., Hewinson, G., Kremer, K., Parsons, L.M., Pym, A.S., Samper, S., van Soolingen, D., Cole, S.T., 2002. Um novo cenário evolutivo para o complexo Mycobacterium tuberculosis. Proc Natl Acad Sci U S A 99, 3684-3689.

Brudey, K., Driscoll, J.R., Rigouts, L., Prodinger, W.M., Gori, A., Al-Hajoj, S.A., Allix, C., Aristimuno, L., Arora, J., Baumanis, V., Binder, L., Cafrune, P., Cataldi, A., Cheong, S., Diel, R., Ellermeier, C., Evans, J.T., Fauville-Dufaux, M., Ferdinand, S., Garcia de Viedma, D., Garzelli, C., Gazzola, L., Gomes, H.M., Guttierez, M.C., Hawkey, P.M., van Helden, P.D., Kadival, G.V., Kreiswirth, B.N., Kremer, K., Kubin, M., Kulkarni, S.P., Liens, B., Lillebaek, T., Ho, M.L., Martin, C., Martin, C., Mokrousov, I., Narvskaia, O., Ngeow, Y.F., Naumann, L., Niemann, S., Parwati, I., Rahim, Z., Rasolofo-Razanamparany, V., Rasolonavalona, T., Rossetti, M.L., Rusch-Gerdes, S., Sajduda, A. , Samper, S., Shemyakin, I.G., Singh, U.B., Somoskovi, A., Skuce, R.A., van Soolingen, D., Streicher, E.M., Suffys, P.N., Tortoli, E., Tracevska, T., Vincent, V., Victor, T.C., Warren, R.M., Yap, S.F., Zaman, K., Portaels, F., Rastogi, N., Sola, C., 2006. Mycobacterium tuberculosis complex genetic diversity: mining the fourth international spoligotyping database (SpolDB4) for classification, population genetics and epidemiology. BMC Microbiol 6, 23.

Campos, P.E., Suarez, P.G., Sanchez, J., Zavala, D., Arevalo, J., Ticona, E., Nolan, C.M., Hooton, T.M., Holmes, K.K., 2003. Mycobacterium tuberculosis multirresistente em pessoas infectadas pelo VIH, Peru. Emerg Infect Dis 9, 1571-1578.

Cole, S.T., Brosch, R., Parkhill, J., Garnier, T., Churcher, C., Harris, D., Gordon, S.V., Eiglmeier, K., Gas, S., Barry, C.E., Tekaia, F., Badcock, K., Basham, D., Brown, D., Chillingworth, T., Conner, R., Davies, R., Devlin, K., Feltwell, T., Gentles, S., Hamlin, N., Holroyd, S., Hornsby, T., Jagels, K., Krogh, A., McLean, J., Moule, S., Murphy, L., Oliver, K., Osborne, J., Quail, M.A., Rajandream, M.A., Rogers, J., Rutter, S., Seeger, K., Skelton, J., Squares, R., Squares, S., Sulston, J.E., Taylor, K., Whitehead, S., Barrell, B.G., 1998. Decifrar a biologia do Mycobacterium tuberculosis a partir da sequência completa do genoma (vol 393, pg 537, 1998). Nature 396, 190-198.

Collins, D.M., Radford, A.J., de Lisle, G.W., Billman-Jacobe, H., 1994. Diagnosis and epidemiology of bovine tuberculosis using molecular biological approaches. Vet Microbiol 40, 83-94.

Cook, A.J., Tuchili, L.M., Buve, A., Foster, S.D., Godfrey-Fausett, P., Pandey, G.S., McAdam, K.P., 1996. Human and bovine tuberculosis in the Monze District of Zambia--a cross-sectional study. Br Vet J 152, 37-46.

Cooke, M.M., Buddle, B.M., Aldwell, F.E., McMurray, D.N., Alley, M.R., 1999. The pathogenesis of experimental endo bronchial Mycobacterium bovis infection in brushtail possums (Trichosurus vulpecula). N Z Vet J 47, 187-192.

Corner, L.A., Murphy, D., Gormley, E., 2010. Infeção por Mycobacterium bovis no texugo da Eurásia (Meles meles): doença, patogénese, epidemiologia e controlo. J Comp Pathol 144, 124.

Corner, L.A.L., 2006. O papel das populações de animais selvagens na epidemiologia da tuberculose nos animais domésticos: como avaliar o risco. Veterinary Microbiology 112, 303-312.

Cosivi, O., Grange, J.M., Daborn, C.J., Raviglione, M.C., Fujikura, T., Cousins, D., Robinson, R.A., Huchzermeyer, H.F., de Kantor, I., Meslin, F.X., 1998. Tuberculose zoonótica devida a Mycobacterium bovis em países em desenvolvimento. Emerg Infect Dis 4, 59-70.

Cousins, D., Williams, S., Liebana, E., Aranaz, A., Bunschoten, A., Van Embden, J., Ellis, T., 1998a. Evaluation of four DNA typing techniques in epidemiological investigations of bovine tuberculosis. J Clin Microbiol 36, 168-178.

Cousins, D.V., Skuce, R.A., Kazwala, R.R., van Embden, J.D., 1998b. Towards a standardized approach to DNA fingerprinting of Mycobacterium bovis. União Internacional contra a Tuberculose e as Doenças Pulmonares, Subsecção Tuberculose em Animais. Int J Tuberc Lung Dis 2, 471-478.

CSO, 2010. Resultados Preliminares do Inquérito Demográfico da Zâmbia. Lusaka, p. 318.

Daborn, C.J., Grange, J.M., 1993. HIV/SIDA e suas implicações para o controlo da tuberculose animal. Br Vet J 149, 405-417.

Dannenberg, A.M., Jr., 2001. Patogénese da infeção pulmonar por Mycobacterium bovis: princípios básicos estabelecidos pelo modelo do coelho. Tuberculosis (Edinb) 81, 87-96.

Diguimbaye-Djaibe, C., Hilty, M., Ngandolo, R., Mahamat, H.H., Pfyffer, G.E., Baggi, F., Hewinson, G., Tanner, M., Zinsstag, J., Schelling, E., 2006. Mycobacterium bovis isolados de lesões tuberculosas em carcaças de zebuínos do Chade. Emerg Infect Dis 12, 769-771.

Dohoo, I., Martin, W., Stryhn, H., 2003. Veterinary Epidemiologic Research (Investigação Epidemiológica

Veterinária). AVC Charlottetown, Cananda.

Dong, H.Y., Liu, Z.G., Zhao, X.Q., Yang, B., Wan, K.L., 2007. [Aplicação de Spoligotyping e análise MLVA em estudos genotípicos de Mycobacterium tuberculosis]. Zhonghua Liu Xing Bing Xue Za Zhi 28, 268-272.

Dooho, I., Martin, W., Stryhn, H., 2003. Veterinary Epidemiologic Research (Investigação Epidemiológica Veterinária). AVC Charlottetown, Cananda.

Duarte, E.L., Domingos, M., Amado, A., Botelho, A., 2008. Diversidade espoligotípica de isolados animais de Mycobacterium bovis e Mycobacterium caprae. Vet Microbiol 130, 415-421.

Evans, J.T., Smith, E.G., Banerjee, A., Smith, R.M., Dale, J., Innes, J.A., Hunt, D., Tweddell, A., Wood, A., Anderson, C., Hewinson, R.G., Smith, N.H., Hawkey, P.M., Sonnenberg, P., 2007. Cluster of human tuberculosis caused by Mycobacterium bovis: evidence for person-to-person transmission in the UK (Grupo de tuberculose humana causada por Mycobacterium bovis: provas de transmissão de pessoa a pessoa no Reino Unido). Lancet 369, 1270-1276.

Filliol, I., Ferdinand, S., Negroni, L., Sola, C., Rastogi, N., 2000. Molecular typing of Mycobacterium tuberculosis based on variable number of tandem DNA repeats used alone and in association with spoligotyping. J Clin Microbiol 38, 2520-2524.

Gallagher, J., Macadam, I., Sayer, J., Van Lavieren, L.P., 1972. Pulmonary tuberculosis in free-living lechwe antelope in Zambia. Trop Anim Health Prod 4, 204-213.

Ghirotti, M., Semproni, G., De Meneghi, D., Mungaba, F.N., Nannini, D., Calzetta, G., Paganico, G., 1991. Seroprevalências de doenças selecionadas do gado nas planícies de Kafue, na Zâmbia. Vet Res Commun 15, 25-36.

Gortazar, C., Vicente, J., Samper, S., Garrido, J.M., Fernandez-De-Mera, I.G., Gavin, P., Juste, R.A., Martin, C., Acevedo, P., De La Puente, M., Hofle, U., 2005. Caracterização molecular de isolados do complexo Mycobacterium tuberculosis de ungulados selvagens no centro-sul de Espanha. Vet Res 36, 43-52.

Gracey, J.F., Collins, D.S., Huey, R.J., 1999. Meat Hygiene. W. B. Saunders & Company Toronto, Londres, Nova Iorque

Grange, J.M., 1990. Resistência aos medicamentos e eliminação da tuberculose. Bull Int Union Tuberc Lung Dis 65, 57-59.

Grange, J.M., Collins, C.H., 1987. Bovine tubercle bacilli and disease in animals and man. Epidemiol Infect 99, 221-234.

Griffin, J.F., Buchan, G.S., 1994. Etiologia, patogénese e diagnóstico de Mycobacterium bovis em veados. Vet Microbiol 40, 193-205.

Hsiao, C.H., Lin, Y.T., Lai, C.C., Hsueh, P.R., 2010. Caraterísticas clinicopatológicas da doença pulmonar por micobactérias não tuberculosas em Taiwan. Diagn Microbiol Infect Dis 68, 228-235.

Huard, R.C., Fabre, M., de Haas, P., Lazzarini, L.C., van Soolingen, D., Cousins, D., Ho, J.L., 2006. Novos polimorfismos genéticos que delineam ainda mais a filogenia do complexo Mycobacterium tuberculosis. J Bacteriol 188, 4271-4287.

Inagaki, T., Nishimori, K., Yagi, T., Ichikawa, K., Moriyama, M., Nakagawa, T., Shibayama, T., Uchiya, K.I., Nikai, T., Ogawa, K., 2009. Um método de tipagem VNTR para Mycobacterium avium: Comparações com a tipagem MIRU-VNTR e IS1245-RFLP. J Clin Microbiol.

Jeffery, R.C.V., Kamweneshe, B., Malambo, C., Nefdt, R., G., K., 1991. Levantamentos de mamíferos selvagens nas planícies de Kafue. In: service., R.t.t.D.D.o.W. (Ed.).

Jordan, D., 1995. Herdacc: a program for calculating herd level (aggregate) sensitivity and specificity. Department of population medicine, University of Guelph, Guelph, O. N., Canadá, N1G2W1.

Kamerbeek, J., Schouls, L., Kolk, A., van Agterveld, M., van Soolingen, D., Kuijper, S., Bunschoten, A., Molhuizen, H., Shaw, R., Goyal, M., van Embden, J., 1997. Simultaneous detection and strain differentiation of Mycobacterium tuberculosis for diagnosis and epidemiology (Deteção simultânea e diferenciação de estirpes de Mycobacterium tuberculosis para diagnóstico e epidemiologia). J Clin Microbiol 35, 907-914.

Kraus, H., Rottcher, D., Weiss, K., Danner, K., Hubscle, O.J., 1986. A fauna selvagem como fonte potencial de infeção em animais domésticos - estudos sobre a caça na Zâmbia. Animal Research and Development 24, 41-58.

Kremer, K., Arnold, C., Cataldi, A., Gutierrez, M.C., Haas, W.H., Panaiotov, S., Skuce, R.A., Supply, P., van der Zanden, A.G., van Soolingen, D., 2005a. Poder discriminativo e reprodutibilidade de novos métodos de tipagem de ADN para estirpes do complexo Mycobacterium tuberculosis. J Clin Microbiol 43, 5628-5638.

Kremer, K., Au, B.K., Yip, P.C., Skuce, R., Supply, P., Kam, K.M., van Soolingen, D., 2005b. Utilização da tipagem de repetições em tandem de número variável para diferenciar isolados da família Mycobacterium tuberculosis Beijing de Hong Kong e comparação com a tipagem de polimorfismo de comprimento de fragmentos de restrição IS6110 e a espoligotipagem. J Clin Microbiol 43, 314-320.

Lugton, I.W., Wilson, P.R., Morris, R.S., Nugent, G., 1998. Epidemiology and pathogenesis of Mycobacterium bovis infection of red deer (Cervus elaphus) in New Zealand. N Z Vet J 46, 147-156.

Macadam, I., Gallagher, J., McKay, J., 1974. Experimental tuberculosis in lechwe antelope in Zambia. Trop Anim Health Prod 6, 107-109.

Moda, G., Daborn, C.J., Grange, J.M., Cosivi, O., 1996. A importância zoonótica do Mycobacterium bovis. Tuber Lung Dis 77, 103-108.

Monaghan, M.L., Doherty, M.L., Collins, J.D., Kazda, J.F., Quinn, P.J., 1994. The tuberculin test. Vet Microbiol 40, 111-124.

Morrison, W.I., Bourne, F.J., Cox, D.R., Donnelly, C.A., Gettinby, G., Mclnerney, J.P., Woodroffe, R., 2000. Pathogenesis and diagnosis of infections with Mycobacterium bovis in cattle (Patogénese e diagnóstico de infecções por Mycobacterium bovis em bovinos). Grupo científico independente sobre a tuberculose bovina. Vet Rec 146, 236-242.

Muller, B., Hilty, M., Berg, S., Garcia-Pelayo, M.C., Dale, J., Boschiroli, M.L., Cadmus, S., Ngandolo,

B. N., Godreuil, S., Diguimbaye-Djaibe, C., Kazwala, R., Bonfoh, B., Njanpop-Lafourcade, B.M., Sahraoui, N., Guetarni, D., Aseffa, A., Mekonnen, M.H., Razanamparany, V.R., Ramarokoto, H., Djonne, B., Oloya, J., Machado, A., Mucavele, C., Skjerve, E., Portaels, F., Rigouts, L., Michel, A., Muller, A., Kallenius, G., van Helden, P.D., Hewinson, R.G., Zinsstag, J., Gordon, S.V., Smith, N.H., 2009. African 1, um complexo clonal epidemiologicamente importante de Mycobacterium bovis dominante no Mali, Nigéria, Camarões e Chade. J Bacteriol 191, 19511960.

Muma, J.B., Munyeme, M., Samui, K.L., Siamudaala, V., Oloya, J., Mwacalimba, K., Skjerve, E., 2009. Mortalidade e taxas de consumo comercial em bovinos adultos tradicionais da Zâmbia. Trop Anim Health Prod 41, 783-789.

Muma, J.B., Samui, K.L., Oloya, J., Munyeme, M., Skjerve, E., 2007. Factores de risco para a brucelose em bovinos indígenas criados em zonas de interface entre gado e vida selvagem na Zâmbia. Prev Vet Med 80, 306-317.

Muma, J.B., Samui, K.L., Siamudaala, V.M., Oloya, J., Matop, G., Omer, M.K., Munyeme, M., Mubita,

C. , Skjerve, E., 2006. Prevalência de anticorpos contra Brucella spp. e factores de risco individuais de infeção em bovinos, caprinos e ovinos tradicionais criados em zonas de interface pecuária-vida selvagem da Zâmbia. Trop Anim Health Prod 38, 195-206.

Munyeme, M., Muma, J.B., Samui, K.L., Skjerve, E., Nambota, A.M., Phiri, I.G., Rigouts, L., Tryland, M., 2009a. Prevalência da tuberculose bovina e factores de risco a nível animal para o gado indígena sob diferentes estratégias de pastoreio nas zonas de interface pecuária/vida selvagem da Zâmbia. Trop Anim Health Prod 41, 345-352.

Munyeme, M., Muma, J.B., Siamudaala, V.M., Skjerve, E., Munang'andu, H.M., Tryland, M., 2010. Tuberculose em antílopes Kafue lechwe (Kobus leche Kafuensis) da bacia de Kafue, na Zâmbia. Prev Vet Med 95, 305-308.

Munyeme, M., Muma, J.B., Skjerve, E., Nambota, A.M., Phiri, I.G., Samui, K.L., Dorny, P., Tryland, M., 2008. Factores de risco associados à tuberculose bovina no gado tradicional das zonas de interface pecuária/vida selvagem na bacia de Kafue, na Zâmbia. Prev Vet Med 85, 317-328.

Munyeme, M., Rigouts, L., Shamputa, I.C., Muma, J.B., Tryland, M., Skjerve, E., Djonne, B., 2009b. Isolamento e caraterização de estirpes de Mycobacterium bovis de gado indígena da Zâmbia utilizando a técnica de tipagem de oligonucleótidos Spacer. BMC Microbiol 9, 144.

Mwima, H.K., 1995. Wildlife research and managent in Zambia with special reference to some protected areas where wild and domestic animals co-exist. In, The effects of enlargement of domestic animal pasture on the wildlife in Zambia, Lusaka, Zambia, pp. 44-64.

Neill, S.D., Pollock, J.M., Bryson, D.B., Hanna, J., 1994. Patogénese da infeção por Mycobacterium bovis em bovinos. Vet Microbiol 40, 41-52.

Njanpop-Lafourcade, B.M., Inwald, J., Ostyn, A., Durand, B., Hughes, S., Thorel, M.F., Hewinson, G., Haddad, N., 2001. Molecular typing of Mycobacterium bovis isolates from Cameroon. J Clin Microbiol 39, 222-227.

OIE, 2004. Manual de testes de diagnóstico e vacinas para animais terrestres Gabinete Internacional de Epizootias Paris, França.

Pandey, G.S., 1998. Studies of the infectious diseases of the Kafue lechwe (Kobus leche kafuensis) with particular reference to tuberculosis in Zambia. Universidade de Azabu, Tóquio.

Parsons, L.M., Brosch, R., Cole, S.T., Somoskovi, A., Loder, A., Bretzel, G., Van Soolingen, D., Hale, Y.M., Salfinger, M., 2002. Abordagem rápida e simples para a identificação de isolados do complexo Mycobacterium tuberculosis por análise da deleção genómica baseada na PCR. J Clin Microbiol 40, 2339-2345.

Quirin, R., Rasolofo, V., Andriambololona, R., Ramboasolo, A., Rasolonavalona, T., Raharisolo, C., Rakotoaritahina, H., Chanteau, S., Boisier, P., 2001. Validity of intradermal tuberculin testing for the screening of bovine tuberculosis in Madagascar (Validade do teste intradérmico da tuberculina para o rastreio da tuberculose bovina em Madagáscar). Onderstepoort J Vet Res 68, 231-238.

Qureshi, T., Labes, R.E., Lambeth, M., Griffin, J.F., Mackintosh, C.G., 2000. Transmission of Mycobacterium bovis from experimentally infected ferrets to non-infected ferrets (Mustela furo). N Z Vet J 48, 99-104.

Radford, A.J., Wood, P.R., Billman-Jacobe, H., Geysen, H.M., Mason, T.J., Tribbick, G., 1990. Epitope mapping of the Mycobacterium bovis secretory protein MPB70 using overlapping peptide analysis. J Gen Microbiol 136, 265-272.

Radostits, O.M., Blood, D.C., Gay, C.C., 1994. Veterinary Medicine. Bailliere Tndall London.

RIS., 2007. A Lista Ramsar anotada: Conservação Ramsar da Zâmbia sobre zonas húmidas.

Romero, R.E., Garzon, D.L., Mejia, G.A., Monroy, W., Patarroyo, M.E., Murillo, L.A., 1999.

Identificação de Mycobacterium bovis em amostras clínicas de bovinos através de iniciadores específicos da espécie PCR. Can J Vet Res 63, 101-106.

Roring, S., Scott, A., Brittain, D., Walker, I., Hewinson, G., Neill, S., Skuce, R., 2002. Development of variable-number tandem repeat typing of Mycobacterium bovis: comparison of results with those obtained by using existing exact tandem repeats and spoligotyping. J Clin Microbiol 40, 2126-2133.

Rottcher, D., 1978. Vida selvagem veterinária. Relatório final. Lusaka, Zâmbia. In: serviços., D.o.V.a.t.c. (Ed.), pp. Pp 25 - 43.

Sahraoui, N., Muller, B., Guetarni, D., Boulahbal, F., Yala, D., Ouzrout, R., Berg, S., Smith, N.H., Zinsstag, J., 2009. Caracterização molecular de estirpes de Mycobacterium bovis isoladas de bovinos abatidos em dois matadouros na Argélia. BMC Vet Res 5, 4.

Serraino, A., Marchetti, G., Sanguinetti, V., Rossi, M.C., Zanoni, R.G., Catozzi, L., Bandera, A., Dini, W., Mignone, W., Franzetti, F., Gori, A., 1999. Monitorização da transmissão da tuberculose entre javalis e bovinos: análise genotípica de estirpes através de técnicas de epidemiologia molecular. J Clin Microbiol 37,

2766-2771.

Sheppe, W.A., 1985. Effects of human activities on Zambia's Kafue flats ecosystmes. Revista de conservação ambiental 12, 49-57.

Siamudaala, V.M., Muma, J.B., Munag'andu, H.M., Mulumba, M., 2003. Desafios veterinários relativos à utilização do lechwe de Kafue (Kobus leche kafuensis) na Zâmbia. In, Conservation and development interventions: at the wildlife/wildlife interface: implication for wildlife, livestock and human health, Durban, África do Sul, pp. 75-80.

Sitima, A.C., 1997. Variabilidade do Mycobacterium bovis no leite azedo tradicionalmente processado e prevalência da tuberculose bovina no distrito de Namwala, na Zâmbia. Controlo de Doenças. Universidade da Zâmbia, Lusaka, p. 76.

Skuce, R.A., McDowell, S.W., Mallon, T.R., Luke, B., Breadon, E.L., Lagan, P.L., McCormick, C.M., McBride, S.H., Pollock, J.M., 2005. Discriminação de isolados de Mycobacterium bovis na Irlanda do Norte com base em números variáveis de repetições em tandem (VNTRs). Vet Rec 157, 501-504.

Sonnenberg, P., J, M., JR, G., S, S., B, K., P, G.-F., 2001. HIV-1 and recurrence, relapse, and reinfection of tuberculosis after cure: a cohort study in South African mineworkers. Lancet 358, 16871693.

Stafford, K.J., 1991. A review of diseases of parasites of the Kafue lechwe (Kobus leche kafuensis). J Wildl Dis 27, 661-667.

Sunder, S., Lanotte, P., Godreuil, S., Martin, C., Boschiroli, M.L., Besnier, J.M., 2009. Transmissão entre humanos da tuberculose causada por Mycobacterium bovis em pacientes imunocompetentes. J Clin Microbiol 47, 1249-1251.

Thoen, C.O., Himes, E.M., 1986. Patogénese da infeção por Mycobacterium bovis. Prog Vet Microbiol Immunol 2, 198-214.

van Embden, J.D., van Gorkom, T., Kremer, K., Jansen, R., van Der Zeijst, B.A., Schouls, L.M., 2000. Genetic variation and evolutionary origin of the direct repeat locus of Mycobacterium tuberculosis complex bacteria. J Bacteriol 182, 2393-2401.

Van Soolingen, D., de Haas, P.E.W., Haagsma, J., Eger, T., Hermans, P.W., Ritacco, M.V., Alito, A., van Embden, J.D.A., 1994. Utilização de vários marcadores genéticos na diferenciação de estirpes de Mycobacterium bovis de animais e humanos e no estudo da epidemiologia da tuberculose bovina. Journal of clinical Microbiology 32, 2425-2433.

OMS, 2008. Controlo global da tuberculose: vigilância, planeamento, finanças. Genebra: . Organização Mundial de Saúde,.

Wiker, H.G., Lyashchenko, K.P., Aksoy, A.M., Lightbody, K.A., Pollock, J.M., Komissarenko, S.V., Bobrovnik, S.O., Kolesnikova, I.N., Mykhalsky, L.O., Gennaro, M.L., Harboe, M., 1998. Caracterização imunoquímica das proteínas MPB70/80 e MPB83 de Mycobacterium bovis. Infect Immun 66, 1445-1452.

Wood, P.R., Corner, L.A., Plackett, P., 1990. Desenvolvimento de um ensaio celular simples e rápido in vitro para a tuberculose bovina baseado na produção de interferão gama. Res Vet Sci 49, 46-49. www.iucnredlist.org., I.I.r.I.o.t.s., 2009. Grupo de especialistas em antílopes da IUCN SSC 2008. kobus leche.

Versão 2009.

Zarocostas, J., 2008. A OMS apela à ação contra a tuberculose resistente aos medicamentos. BMJ 336, 465.

Zellweger, J.P., 2008. Tuberculose latente: que teste em que situação? Swiss Med Wkly 138, 31-37.

Zhang, S., Shao, L., Mo, L., Chen, J., Wang, F., Meng, C., Zhong, M., Qiu, L., Wu, M., Weng, X., Zhang, W., 2010. Avaliação de ensaios de libertação de interferão gama utilizando antigénios de Mycobacterium tuberculosis para o diagnóstico de tuberculose latente e ativa em populações vacinadas com Mycobacterium bovis BCG. Clin Vaccine Immunol 17, 1985-1990.

Zink, A.R., Nerlich, A.G., 2004. Identificação molecular de estirpes do complexo Mycobacterium tuberculosis em amostras de tecido de arquivo. J Clin Pathol 57, 1185-1192.

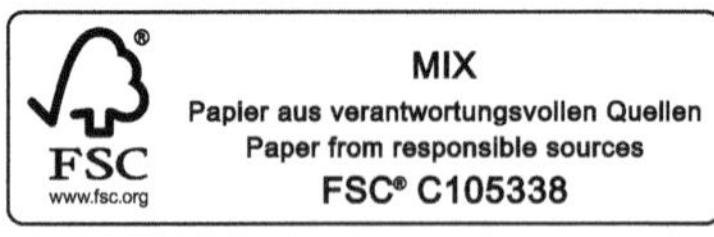

Printed by Books on Demand GmbH, Norderstedt / Germany